常用护理技术

（第2版）

主编 / 高占玲 徐宁 朱春风

山东人民出版社·济南

国家一级出版社 全国百佳图书出版单位

图书在版编目（CIP）数据

常用护理技术 / 高占玲，徐宁，朱春风主编. -- 2
版. -- 济南：山东人民出版社，2020.7（2025.1重印）
ISBN 978-7-209-12885-8

Ⅰ．①常… Ⅱ．①高… ②徐… ③朱… Ⅲ．①护
理学 Ⅳ．①R47

中国版本图书馆CIP数据核字（2020）第122883号

常用护理技术（第2版）
CHANGYONG HULI JISHU（DI-ER BAN）
高占玲 徐宁 朱春风 主编

主管单位	山东出版传媒股份有限公司
出版发行	山东人民出版社
出 版 人	胡长青
社　　址	济南市市中区舜耕路517号
邮　　编	250003
电　　话	总编室（0531）82098914
	市场部（0531）82098965
网　　址	http://www.sd-book.com.cn
印　　装	山东华立印务有限公司
经　　销	新华书店

规　　格	16开（184mm×260mm）
印　　张	12
字　　数	225千字
版　　次	2014年8月第1版
	2020年7月第2版
印　　次	2025年1月第6次
印　　数	9401—9900
ISBN 978-7-209-12885-8	
定　　价	29.00元

如有印装质量问题，请与出版社总编室联系调换。

编委会成员名单

前言 QIANYAN

　　《常用护理技术》是临床医学类专业临床基础课程，是以阐述基本护理技能为主要内容的一门应用技术课程。学习并掌握临床常用护理技术的基本理论、知识和技能，有助于学生扩大专业范围，将为学好临床医学类专业的其他临床课打下坚实的基础。

　　教材本次修订全面贯彻落实党的二十大精神，贯彻新发展理念，推动"常用护理技术"课程高质量发展。坚持守正创新，在守护理学发展之"正"的同时，创造性引入护理学领域的新知识、新技术、新进展；坚持问题导向，依据教学实践，针对学生学习中的重点、难点设计了形式多样的课后练习题，以问促学，以练促学。本教材新增"思政元素"栏目，帮助学生将学习领会党的二十大精神融入日常学习和生活当中。

　　本教材共 13 章，分别介绍了护理学的发展史、护理学的基本概念，阐述了医学生必须掌握的常用护理技术的基本理论、基本知识和基本技能。同时根据专业特点，以职业能力培养为核心，注重理论联系实际，强化操作技术，并把对学生职业素质的培养贯穿于整个操作过程中，以便医学生今后更快更好地适应工作，更好地为患者服务。

　　由于我们的水平和能力有限，书中难免有疏漏和不当之处，恳切希望广大师生和读者提出宝贵意见，以使教材质量不断提高。

编　者

2023 年 3 月

目 录 MULU

护理学是一门以自然科学和社会科学为理论基础，研究维护、促进和恢复人类健康的护理理论、知识、技能及其发展规律的综合性应用科学。它涉及的自然科学内容有生物学、解剖学、生理学、化学等，涉及的社会及人文科学内容有心理学、美学、伦理学、社会学等。它以应用科学的思维方法对护理对象进行整体的研究，揭示护理服务过程中各种护理现象的本质及发展规律。常用护理技术是护理学基础的重要组成部分，是一门以护理技能为主要内容的应用技术课程。课程的宗旨是应用科学的护理技术为护理对象解决常见的护理问题，满足护理对象的身心需要。

第一节 护理学发展史

一、护理学的形成

人类出现，就有生老病死，也就有了原始医护的萌芽。早期护理意识起源于人们的生活实践。人类为了谋求生存，在与自然环境斗争的过程中，积累了丰富的生产和生活经验，逐渐形成了原始的医疗护理。如人们在受伤后，模仿动物的做法，用舌头舔伤口，防止伤口恶化；当腹部不适时，用手抚摸以减轻痛苦。火的使用结束了人类"茹毛饮血"的生活，使人类认识到饮食与胃肠道疾病的关系。唐代医学家孙思邈用细葱叶去尖插入尿道以泄尿液可谓是最早的导尿术。但当时的护理仅限于简单的生活照料，并带有浓厚的宗教色彩。

19世纪中叶，佛罗伦斯·南丁格尔（1820 - 1910）首创了科学的护理专业，这是现代护理学的开始，也是护理学发展的一个重要转折点。

南丁格尔1820年出生于意大利的佛罗伦萨，其家庭为当时英国的名门望族，所以她从小接受了良好的教育，精通英、法、德、意等多国语言，具有较高的文化修养。从少女时代起，南丁格尔就乐于助人，经常参与慈善活动，接济贫困人家，关心伤病者，并对护理工作表现出了浓厚的兴趣。1850年，她只身前去德国的凯撒斯威斯城，参加了一个护士培训班学习，并考察了英、法、德、意等国的护理工作。1853年，从法国学习归国后，她被任命为英国伦敦妇女医院的院长，开始了她的护理生涯。

1853年，英、法等国与俄国之间爆发了克里米亚战争。由于当时英军的医疗设备和水平落后，伤病员缺乏护理，死亡率高达50%。这个消息引起了社会的极大震惊。南丁格尔立即致函当时的英国陆军大臣，表示自愿率护士前往前线救治伤病员。1854年10月，南丁格尔带领38名护士，克服重重困难，到达战地医院，顶住前线医院人员的抵制及非难，开展了卓有成效的医疗救治工作。她利用自己募到的3万英镑为医院添置了药物和医疗设备，改善了医院的环境条件，并调整了医院的组织结构。同时改善士兵伙食，设立阅览室、娱乐室，重整军队邮务，满足了伤员身心两方面的需求。深夜，她常常手持油灯巡视病房，给伤员以安慰和关怀。她积极服务的精神赢得了医院医务人员和伤员的一致尊重，被誉为"提灯女神""克里米亚天使"。在南丁格尔和她率领的护士努力下，短短半年，伤病员的死亡率下降到2.2%，这一成绩的取得也改变了当时人们对护理的看法。1856年战争结束，南丁格尔回到英国，受到全国民众的欢迎，政府也向她颁发了巨额奖金。1860年，南丁格尔在英国的圣托马斯医院创办了世界上第一所护士学校——南丁格尔护士训练学校，使护理教育由学徒式教导成为一种正式的学校教育，为正规的护理教育奠定了基础，促进了护理教育的快速发展。

为了表彰南丁格尔的卓越贡献和表示对她的纪念，1912年，国际护士理事会将每年的5月12日——南丁格尔的诞辰日定为国际护士节，以激励广大护理人员继承和发扬护理事业的光荣传统。同年，红十字国际委员会决定，每两年颁发一次南丁格尔奖章和奖状，作为对各国护士的国际最高荣誉奖。

二、现代护理学的发展

自南丁格尔创建护理专业以来，护理学科不断发展。从护理学的实践和理论研究来看，护理学的变化和发展可概括地分为三个阶段。

（一）以疾病为中心的护理阶段

17世纪以来，自然科学不断发展，医学科学逐渐摆脱宗教和神学的阴影。随着各种科学学说的揭示和建立，人们认为疾病是由于细菌或外伤等袭击人体后所致的损害和功能异常，有病就是不健康，一切医疗行为都着眼于疾病，从而形成以疾病为中心的医学指导思想，这一思想也成为指导和支配护理实践的基本理论观点。

这一时期护理的特点：①护理已成为专门的职业，护士从业前须经过专门的训练；护理从属于医疗，护士是医生的帮手。②护理学尚未形成自己的理论体系。③护理工作的主要内容是执行医嘱和各项护理技术操作，在长期对疾病护理的实践中逐步积累并形成了一套较规范的疾病护理常规与护理技术操作流程，为护理学的进一步发展奠定了坚实的基础。

（二）以患者为中心的护理阶段

随着人类社会的不断进步，自然科学和社会科学都有了新的发展。20世纪40年代，社会科学中许多有影响的理论和学说相继被提出和确立，如系统论、人的基本需求层次论、人和环境的相互关系学说等，为护理学的进一步发展奠定了理论基础，促进人们重新认识人类健康与心理、精神、社会环境之间的关系。

1948年，世界卫生组织（WHO）提出健康的定义。

1955年，美国的莉迪亚·海尔（L. Hall）首次提出"责任制护理"的概念，用系统论的观点解释了护理工作，把科学的方法应用于护理领域，使护理专业有了革命性的发展。

1977年，美国医学家恩格尔（G. L. Engel）提出"生物—心理—社会"这一新的医学模式。

在这些思想指导下，护理工作发生了根本性的变革，从以疾病为中心的护理转向以患者为中心的护理。

这一时期护理的特点：①医护双方是合作伙伴。②按护理程序的工作方法对患者实施整体护理。③通过吸收相关科学的理论及自身实践和研究，逐步形成了护理科学的知识体系。但这一时期的护理仍然没有完全摆脱对疾病和患者护理的局限，护士的工作场所还主要局限在医院内，主要的服务对象还只是患者，群体保健、全民健康还远远无法实现。

（三）以人的健康为中心的护理阶段

随着社会的发展，科学技术日新月异，疾病谱发生了很大的变化。由细菌引起的疾病得到了较好的控制，但与人的行为和生活方式相关的疾病如心脏病、肿瘤、脑血管病、中毒、外伤、糖尿病和艾滋病已成为威胁人类健康的主要因素。

1978年WHO提出"2000年人人享有卫生保健"的战略目标。这一目标成为各国健康保健人员的努力方向，对护理的发展起到了极其重要的作用，使"以人的健康为中心的护理"成为必然。

这一时期护理的特点：①护理学已发展成为现代科学体系中综合人文、社会、自然科学知识的应用学科。②护理的任务超出了原有的对患者或疾病护理的范畴，扩展到了对所有人的所有生命阶段的护理。③护理人员的工作方法仍然是护理程序。

三、我国护理学的发展史

（一）中国古代护理

祖国医学有着悠久的历史，医、药、护不分，强调寓护理于医药之中。在历代的医学书籍中记载了许多与护理相关的知识和技术。《黄帝内经》记载着疾病与饮食调节、精神因素、自然环境和气候变化的关系，如"肾病勿食盐""病热少愈，食肉则复，多食则遗，此其禁也"；并提出要"扶正祛邪"，即要加强自身的抵抗力以防御疾病；同时，也提出了"圣人不治已病而治未病"的预防观点。孙思邈在所著的《备急千金要方》一书中宣传了不可与人通用衣服、巾、枕的预防观点，并创造了以细葱管导尿的导尿法。宋朝陈自明所著《妇女大全良方》记载了不少妇女产前、产后护理的资料。中医理论中"三分治七分养"中的"养"，实质指的就是护理，但中医并未将护理单独提出。

（二）中国近代护理

中国近代护理的发展是从鸦片战争前后开始的。随着西方军队和宗教的进入，西方医学和护理学也迅速传入了我国。1835年，广东建立了第一所西医医院，两年后这家医院即以短期培训的方法培养护士。1888年，美国护士约翰逊（E. Johnson）在福州创办了中国第一所护士学校。1895年和1905年，在北京先后成立了护士训练班及护士职业学校，我国护理专业队伍开始逐渐形成。1920年，中国协和医学院建立了协和高等护士专科学校。这是中国第一所具有本科水平的护士学校，招收高中毕业生，学制3~4年，学生毕业后被授予"护士"文凭。1932年，中央护士学校在南京成立，学制3~4年，是中国第一所正规的公立护士学校。1934年，国民政府教育部成立护士教育专门委员会，将护理教育改为高级护士职业教育，护士教育被纳入国家正式教育系统。至1949年，全国共有护士学校180余所，3万余名护士，但还远远不能满足当时6亿人口医疗保健和健康的需要。

（三）中国现代护理

中华人民共和国成立以后，中国卫生事业有了很大的发展，护理事业的发展也进入了一个新的时期。

1. **护理教育体制逐步完善**

1950 年，全国第一届卫生工作会议在北京召开，将护理专业教育列为中级专业教育之一。在这个政策指引下，国家培养了大批中等专业护士。1966～1976 年的十年动乱使得护理教育遭受严重破坏，护理教育基本停滞。1983 年，教育部和原卫生部联合召开会议，决定恢复高等护理教育。天津医学院率先开设了护理本科专业，此后其他院校也纷纷开设了护理本科专业。1992 年，北京、上海等地开始了护理硕士研究生教育。2004 年，协和医科大学和第二军医大学分别开始招收护理博士研究生。同时，护理岗位教育和继续教育也开始发展。自 1979 年起，各医疗单位陆续对护士进行了岗位教育，教育手段主要是邀请国内外护理专家讲课，选派护理骨干到国内先进的医院进修学习，以及组织编写相关材料供护理人员学习。1997 年，卫生部继续教育委员会护理学组的成立，标志着我国护理学继续教育正式纳入国家规范化管理。

2. **护理学术活动日益繁荣**

中华护理学会是我国最权威的护理学术组织，其前身是 1909 年成立于江西牯岭的中华护士会。中华护士会 1936 年改为中华护士学会，中华护士学会 1964 年改为中华护理学会（Chinese Nursing Association）。1954 年创办的《护理杂志》，1981年改名为《中华护理杂志》。此外，向全国发行的还有《中华护理教育杂志》《实用护理杂志》等十余种专业学术刊物。随着我国改革开放的日益深入，美国、加拿大、日本、澳大利亚等国的护理专家纷纷来华讲学或进行学术交流，国家及地方每年也选派一定数量的优秀护理人员赴国外进修或攻读学位。国际学术交流的开展活跃了学术气氛，开阔了眼界，缩短了我国护理与国外护理的差距，提高了我国的护理教育水平和护理质量。

3. **护理专业水平不断提高**

随着护理教育的恢复和发展，护理人员学术水平和科研能力的提高以及现代科学技术的进步，我国的护理专业水平不断提高。大面积烧伤、器官移植、肿瘤护理、重症护理等专科护理开始出现。护理人员也不再局限于医院护理，开始走进社区和其他医疗机构开展护理服务，护理的内容和范围逐渐扩大。由于医学模式的转变，护理人员开始积极探讨以人的健康为中心的整体护理。

4. **护理管理体制逐步健全**

从 1979 年开始，卫生部加强了对护理工作的管理，并于当年颁布了《卫生技术人员职称及晋升条例（试行）》，规定护士的主要专业技术职称分为护理员、护士、护师、副主任护师、主任护师五级，使护理人员有了完善的晋升考试制度。1986 年，卫生部召开了全国首届护理工作会议，对各级医院的护理部设置做了明确而具体的规定，医院护理管理开始标准化。1993 年 3 月 26 日，卫生部公布了《中华人民共和国护士管理办法》，中国开始有了完善的护士注册及考试制度。1995 年 6 月 25 日全国举行了首次护士执业考试，考试合格者方可获执业证书并申请注册。护理管理工作正式进入了法制化的轨道。2008 年 1 月 23 日，国务院第 206 次常务会议通过了《护士条例》，此条例自 2008 年 5 月 12 日起开始施行。

第二节 护理学的基本概念

一、护理学的任务

随着社会经济的发展和人类健康水平的提高，护理学的任务已发生了根本的变化。护理人员不仅仅只服务于医院内的患者，还将服务扩展到家庭、社区；护理服务不仅涵盖患者生病的阶段，还涵盖人的一生，真正意义上为服务对象最大限度地提供促进生活质量乃至生命质量的服务。"促进健康、预防疾病、恢复健康、减轻痛苦"是护理学的主要任务，也是护士的基本职责。

二、护理学的四个基本概念

（一）人

护理研究和服务的对象是人，包括个体的人和群体的人，健康和非健康的人。人是护理实践的核心，一切护理活动都是围绕人的健康而进行的。人是生理、心理、社会、精神、文化的统一整体。人的基本需要分为五个层次，即生理需要、安全需要、爱与归属的需要、尊重的需要和自我实现的需要。人的基本目标是维持人体内外环境的协调和平衡，获得并维持身心的平衡及健康状态。

（二）环境

人类赖以生存的周围一切事物称为环境。环境分内环境（包括生理环境和心理环境）和外环境（包括社会环境和自然环境）。环境是人类生存的空间，人类的健康与环境状况息息相关。

（三）健康

1948 年世界卫生组织将健康定义为："健康不仅是没有疾病和身体缺陷，还要有完整的生理、心理状况与良好的社会适应能力。"1990 年，世界卫生组织把道德修养纳入了健康的范畴，提出了健康新概念，即"躯体健康，心理健康，社会适应良好，道德健康"。

▶ 思政元素

无私奉献，守正创新——屠呦呦

屠呦呦，中国首位诺贝尔生理学或医学奖获得者、药学家，中国中医科学院首席科学家，终身研究员兼首席研究员，青蒿素研究中心主任，博士生导师，"共和国勋章"获得者。

屠呦呦多年从事中药和中西药结合研究，其突出贡献是创制新型抗疟药青蒿素和双氢青蒿素。2011 年 9 月，因发现青蒿素——一种用于治疗疟疾的药物，挽救了全球特别是发展中国家数百万人的生命，她获得拉斯克奖和葛兰素史克中国研发中心"生命科学杰出成就奖"。2015 年 10 月获得诺贝尔生理学或医学奖，获奖理由是她发现了青蒿素，该药品可以有效降低疟疾患者的死亡率。她成为首获科学类诺贝尔奖的中国本土科学家。2017 年 1 月获 2016 年国家最高科学技术奖。2018 年 12 月，党中央、国务院授予屠呦呦同志"改革先锋"称号，颁授"改革先锋"奖章。2019 年 5 月，她入选福布斯中国科技 50 强女性榜单。2020 年 3 月入选《时代周刊》100 位最具影响力女性人物榜。2020 年，中国中医科学院与上海中医药大学开设九年制本博连读中医学"屠呦呦班"。

（四）护理

1980 年，美国护士协会将护理定义为："护理是诊断和处理人类对现存的和潜在的健康问题的反应。"所以，护士必须应用护理程序这一工作方法，对人们现存疾病的状态及潜在的健康问题进行评估，确立护理诊断，解决护理问题，并对其效果进行评价。

人、环境、健康和护理四个基本概念是密切相关的。人是四个概念的核心，其存在于环境中并与环境相互影响。当人的内外环境处于平衡，多层次需要得到满足时，人呈现健康状态，而护理实践是围绕人的健康开展的活动，护理的任务就是作用于护理对象和环境，为护理对象创造良好的环境，并帮助其适应环境，从而达到最佳的健康状态。

复习思考题

1. 现代护理学的发展经历了哪几个阶段？各有什么特点？

2. 如何理解人、环境、健康、护理四个基本概念之间的相互关系？

3. 南丁格尔的伟大业绩表现在哪些方面？

第二章
医院内感染的预防与控制

医院是患者集中的场所，致病微生物容易污染医院环境，引起医院内感染的发生。随着医学尤其是医院各种新医疗技术的发展，由于大量抗生素和免疫抑制剂的广泛应用，医院内感染率逐年上升。医院内感染不仅影响患者的身心健康，延误康复时间，还给家庭、医院、国家造成经济损失。世界卫生组织提出的有效控制医院内感染的关键措施包括：清洁、消毒、灭菌、无菌技术、隔离、合理使用抗生素、消毒与灭菌的效果监测等。这些措施与医疗护理工作密切相关，贯穿于医疗护理工作的全过程。因此，医护工作者必须掌握有关医院内感染的知识与技术。

第一节　概　述

一、医院内感染的概念与分类

（一）概念

医院内感染又称医院获得性感染，是指患者、探视者和医院工作人员在医院内受到感染并出现症状。具体地说，它主要是指住院患者在医院内获得的感染，包括住院期间发生的感染和在医院内获得而在出院后发生的感染，但不包括入院前已有的或入院时处于潜伏期的感染。

（二）医院内感染的分类

1. 根据病原体的来源分类

医院内感染分为外源性感染、内源性感染及母婴感染。

（1）**外源性感染**：又称交叉性感染，是指患者与患者之间、患者与医院工作人员之间的相互感染。病原体来自患者体外。首先是个体之间的直接感染，其次通过空气、水源、物品等的间接感染。

（2）内源性感染：又称自身感染，是指患者自身携带的病原体引起的感染。病原体多为寄居在人体表或体内的正常菌群或条件致病菌，一般是不致病的，但当人体的抵抗能力下降、免疫功能受损或正常菌群寄居部位改变时，可引起自身感染。

（3）母婴感染：指在分娩过程中，胎儿经产道或胎盘所引起的感染。胎儿常发生与母体同类的感染。

2. 根据感染发生的部位分类

分为呼吸系统、消化系统、泌尿系统、神经系统、循环系统、生殖系统、手术部位的感染等。

3. 根据感染的病原体分类

分为细菌、病毒、真菌、支原体、衣原体等引起的感染，还包括寄生虫等引起的感染。其中以细菌感染最多见。

二、 医院内感染的形成

医院内感染的形成必备三个基本条件：感染源、传播途径和易感人群。三者同时存在并互相联系构成感染链，导致医院内感染的发生。

（一）感染源

感染源即感染的来源，是指病原微生物自然生存、繁殖并排出的场所或宿主（人或动物）。在医院内感染中主要有以下感染源：

1. 已感染的患者及病原携带者

最主要的感染源为已感染的患者。病原微生物从感染部位不断排出体外，并有一定的耐药性，很容易在其他易感宿主体内定殖。另外一个主要感染源为病原携带者。

2. 患者自身

寄居在患者身体某些部位的正常菌群或某部位感染的病原微生物，在一定条件下，如患者自身抵抗力下降或发生菌群易位时，可能引起自身感染。

3. 动物

动物可能携带病原微生物或受到感染而成为感染源，如鼠类不仅是沙门菌的重要宿主，而且是流行性出血热、鼠疫等传染病的传染源。

4. 医院环境（环境储源）

医院内潮湿的环境可成为某些病原微生物存活繁殖的场所而成为感染源。

（二）传播途径

传播途径是指病原体从感染源传到易感宿主的途径或方式。主要传播途径有：

1. 接触传播

指病原微生物由感染源通过接触传播给易感宿主，是医院内感染最主要的传播方式。

（1）直接接触传播：是指传染源不经媒介直接将病原微生物传播给易感宿主，如沙眼衣原体、柯萨奇病毒、母婴间疱疹病毒等的传播感染。

（2）间接接触传播：是指病原微生物通过媒介传递给易感宿主。医护人员的手是最常见的传播媒介；其次是病室内物品，如各种医疗设备、食物、水等。生物媒介也不可忽视。如蚊子传播疟原虫、乙型脑炎病毒、登革热病毒等，苍蝇传播肠道病原体。

2. 空气传播

指病原微生物的微粒悬浮在空气中并以空气为媒介，随气流流动而进行的感染传播方式（又称微生物气溶胶传播）。空气传播分三种形式：飞沫传播、飞沫核传播和菌尘传播。

（三）易感人群

易感人群是指对感染性疾病缺乏免疫力而易被感染的人。医院是易感人群比较集中的地方。常见的易感人群有营养不良者、机体免疫功能低下者、接受侵入性诊疗检查者、长期使用抗生素者、老年人及婴幼儿、接受各种免疫抑制疗法者。

三、医院内感染的预防和控制

世界卫生组织指出，有效控制医院内感染关键措施是消毒隔离、供应室灭菌质量的监测及合理使用抗生素。而健全的医院内感染管理组织和严格的管理制度是预防与控制医院内感染的基本保障。

（一）建立医院内感染管理体系，加强三级监控

医院内感染管理应有独立完整的体系，通常设置三级管理组织，即医院内感染管理委员会、医院内感染管理科、各科室医院内感染管理小组，使医院内感染管理不断向制度化、标准化、规范化方向发展。

1. 医院内感染管理委员会

由业务院长、感染管理科、医务科、护理部、重点科室主任及有关专家组成，

是感染管理的领导决策机构，全面负责医院内感染的管理。

2. 医院内感染管理科

由医生、护士等专职人员组成，负责制订全院的感染控制计划并组织实施；监督检查全院各部门落实医院内感染管理制度的情况；按时完成医院消毒与灭菌的监测并进行效果评价；开展医院内感染的调查研究，培训在职人员；监督管理抗菌药物的合理使用。

3. 临床科室感染管理小组

由科室主任、护士长或监控医师、护士组成，负责本科室监控措施的实施与监督；监督全科消毒、灭菌、无菌操作的执行；落实抗菌药物的使用规定。

(二) 健全医院各项感染管理制度

依照国家卫生行政部门的法律、法规，建立健全医院各项感染管理制度，主要包括以下几个方面：

1. 管理制度

如清洁卫生制度、消毒隔离制度、消毒供应中心物品消毒管理制度、感染管理报告制度等。

2. 监测制度

包括对灭菌效果、消毒剂使用效果、一次性医疗器材及门诊和急诊室常用器械的监测、环境污染监测；对感染高发科室，如手术室、换药室、消毒供应中心、分娩室、烧伤科、监护室（ICU）、血透室等消毒卫生标准监测。

3. 消毒质控标准

从事各类医疗活动，如医护人员手的消毒、空气环境消毒、物体表面的消毒、医疗用品消毒、各种管道装置的消毒、污水污物处理等，均应符合国家卫生部规定的"医院消毒卫生标准"。

(三) 落实医院内感染管理措施，阻断感染链

落实医院内感染管理措施，必须切实做到控制感染源、切断传播途径、保护易感人群，加强对重点科室、重点环节、高危人群、主要感染部位的感染管理。具体措施主要包括：

1. 医院环境布局合理，建筑设施有利于消毒隔离。医院地址要符合医疗卫生网点的全面规划；医院建筑明确划分医疗区、后勤保障区、生活区；医院各部门应合理划分无菌区、清洁区、半污染区等。建立规范合理的感染病病房。

2. 加强监护室、手术室、消毒供应中心、导管室、门诊和急诊室等重点科室

的消毒隔离。

3. 严格执行清洁、消毒、灭菌、隔离措施，加强对无菌技术、隔离技术、洗手技术等的监督。

4. 加强重点环节的检测。如各种内镜、污水污物的处理等。

5. 人员控制。主要是控制传染病人和易感人群，严格探视与陪护制度，对易感人群实施保护性隔离，加强对主要感染部位如呼吸道、手术切口等的感染管理。

6. 合理使用抗生素。

（四）加强医院内感染知识的教育

督促各级人员自觉采取行动，预防和控制医院内感染。对各级各类医务人员、工勤人员、患者、探视人员，加强医院内感染知识的教育，增强预防和控制医院内感染的自觉性，在各个环节上把好关。

第二节　清洁、消毒、灭菌

清洁、消毒、灭菌是预防和控制医院内感染的重要措施之一。正确掌握清洁、消毒、灭菌的基本知识，准确运用各种消毒、灭菌方法，是保证医院环境安全、有效地预防医院内感染发生的关键。常用的消毒灭菌方法有两大类：物理消毒灭菌法和化学消毒灭菌法。

清洁是指用物理方法清除物体表面的污垢、尘埃、有机物等。

消毒是指用物理或化学方法清除或杀灭除芽胞以外的所有病原微生物的过程，使其尽量达到无害程度。

灭菌是指用物理或化学方法杀灭一切微生物的过程。包括致病和非致病的微生物、细菌芽胞和真菌孢子。经过灭菌的物品称为无菌物品。

一、物理消毒灭菌技术

（一）热力消毒灭菌法

这种方法是利用热力破坏微生物的蛋白质、核酸、细胞膜和细胞壁，导致其死亡，从而达到消毒灭菌的目的。分干热法和湿热法两种，前者由空气导热，传热较慢；后者由水蒸气和空气导热，传热快，穿透力强。

1. 燃烧灭菌法

这是一种简单、迅速、彻底的灭菌方法。

（1）方法：焚烧法、火焰烧灼法、酒精燃烧法。

①焚烧法：将无保留价值的污染物品直接在焚烧炉内焚烧。常用于污染的废弃纸张，破伤风、气性坏疽、铜绿假单胞菌等特殊感染的敷料，带有虱、蚧的头发，某些标本（如痰标本）的处理。

②火焰烧灼法：急用或临时用的物品用酒精灯进行烧灼。常用于培养管或烧瓶口、急用的某些金属器械（刀剪等锐器除外，以免锋刃变钝）。

③酒精燃烧法：对搪瓷类容器，可倒入少量95%～100%的乙醇后，慢慢转动，使乙醇分布均匀，然后点火燃烧使其内面全部被火焰烧到。

（2）注意事项：远离氧气、乙醇、乙醚、汽油等易燃易爆物品；在燃烧过程中不得添加乙醇，以免引起火灾或烧伤；贵重器械及锐利刀剪禁用燃烧法灭菌，以免刀刃变钝或器械被破坏。

2. 干烤法

利用特制密闭烤箱进行灭菌，其热力传播和穿透主要靠空气对流及介质传导。适用于高温下不损坏、不变质、不蒸发的物品，如油剂、粉剂、金属制品等的灭菌。干烤灭菌所需时间与温度应根据消毒灭菌的物品种类和烤箱类型来确定。通常是160 ℃需要2 h；170 ℃需要1 h；180 ℃需要30 min。

3. 煮沸消毒

它是应用最早的消毒方法之一，也是家庭常用的消毒方法。适用于耐湿、耐高温的物品，如金属、玻璃器皿、食物、搪瓷、棉织品、橡胶类等物品的消毒。将物品洗刷干净全部浸没在水中加热，水沸经过5～10 min，即可杀灭细菌繁殖体，经1～3小时可杀灭芽胞。

注意事项：①煮沸消毒前，物品必须洗刷干净。②空腔导管须先在腔内灌水，物品不可露出水面。③橡胶类物品用纱布包好，水沸后放入，5～10 min取出；玻璃类物品用纱布包裹，应在冷水或温水时放入。④器械的轴节及容器的盖要打开，放入物品不能超过总容量的3/4，以保证物品各面与水接触。⑤海拔每增高300 m，延长消毒时间2 min。⑥煮沸中需加入物品，则在再次水沸后开始计时。⑦水中加入碳酸氢钠，配制1%～2%的浓度，可提高沸点至105 ℃，既能增强杀菌效果，还可去污防锈。

4. 压力蒸汽灭菌法

这是热力消毒灭菌法中效果最好、临床使用最广的一种方法。主要用于耐高温、耐高压、耐潮湿物品如各类器械、敷料、搪瓷、橡胶、玻璃制品及溶液等的灭菌。

（1）压力蒸汽灭菌器分类：根据排放冷空气方式和程度的不同，分为下排气式压力蒸汽灭菌器和预真空压力蒸汽灭菌器。

①下排气式压力蒸汽灭菌器：利用重力置换的原理，使蒸汽在灭菌器中从上而下，将冷空气由下排气孔排出，全部由饱和蒸汽取代，利用蒸汽释放的潜热（指1 g 100℃的水蒸气变成1 g 100℃的水时所释放的热能，为2255 J）使物品达到灭菌。当压力达到102.9 kPa（1.05 kg/cm²）时，温度可达121℃，维持20～30 min即可达到灭菌目的。常用的有手提式压力蒸汽灭菌器和卧式压力蒸汽灭菌器。

②预真空压力蒸汽灭菌器：利用机械抽真空的方法，使灭菌柜室内形成2.0～2.7 kPa的负压时，蒸汽可以迅速穿透到物体内部进行灭菌。蒸汽压力达205.8 kPa（2.1 kg/cm²），温度可达132 ℃或以上，最短保持4 min即可达到灭菌效果。

（2）压力蒸汽灭菌法注意事项：

①物品或器械灭菌前须洗净并擦干或晾干。

②灭菌包的体积不可过大，用下排气式压力蒸汽灭菌器的物品包不大于30 cm×30 cm×25 cm，用预真空压力蒸汽灭菌器的物品包不得超过30 cm×30 cm×50 cm。

③灭菌包放置合理，各包之间留有空隙，布类物品放于金属、搪瓷类物品之上。

④盛装物品的容器应有孔，消毒前将容器孔打开，以利于蒸汽进入，消毒完毕，关上容器孔。

⑤被灭菌物品冷却时间应大于30 min，待温度降至室温，且被灭菌物品干燥后才能取出。

⑥随时观察压力及温度情况。

⑦定期检测灭菌效果。

（3）压力蒸汽灭菌效果的监测：有物理监测法、化学监测法和生物监测法等3种。

①物理监测法：用150℃或200℃的留点温度计。使用前将甩至50℃以下的温度计放入待灭菌的包裹内。灭菌后检查其读数是否达到灭菌温度。

②化学监测法：方法简便，是目前广泛使用的常规检测方法。常用的方法有化学指示胶带法、化学指示卡。化学指示胶带法，使用时将其粘贴在所需灭菌物品的包装外面；化学指示卡，放在标准试验包的中央部，在121℃下20 min或132℃下4 min后，根据指示卡颜色或性状的改变，与标准色块比较来判断灭菌效果。

③生物监测法：是最可靠的监测法，利用对热耐受力较强的非致病性嗜热脂肪杆菌芽胞作为检测菌株，制成每片含10⁶个嗜热脂肪杆菌芽胞的菌纸片，使用时将10片菌纸片分别置于拟灭菌包的中央和四角，待灭菌完毕，用无菌持物钳（镊

取出后放入培养基，56℃温箱中培养2～7天，观察培养基颜色变化，如全部菌片保持原色泽不变，无细菌生长，表示灭菌合格。

（二）辐射消毒法

主要利用紫外线或臭氧的杀菌作用，使菌体蛋白质光解、变性而致细菌死亡。对杆菌杀菌力强，对球菌较弱，对生长期细菌敏感，对芽胞敏感性差。

1. 日光曝晒法

日光因有热、干燥和紫外线作用，所以有一定的杀菌力。常用于衣服、被褥、床垫、书籍等物品的消毒。将物品放在直射阳光下曝晒6 h，定时翻动，使物体各面均受日光照射。

2. 紫外线消毒法

紫外线属于电磁波辐射，根据波长可分为A波、B波、C波及真空紫外线。消毒灭菌使用的是C波紫外线，波长范围为200～275 nm。杀菌最强的波段为250～270 nm。常用的紫外线灯管有15 W、20 W、30 W、40 W四种。

（1）杀菌原理：紫外线能杀灭多种微生物，如病毒、真菌、细菌繁殖体及细菌芽胞等。主要杀菌原理有：作用于微生物的DNA，使其失去转化能力；降低菌体内氧化酶的活性，使其丧失氧化能力；破坏菌体蛋白质中的氨基酸，使菌体蛋白质光解变性；空气中的氧电离，产生具有极强杀菌作用的臭氧。

（2）消毒方法：紫外线辐照能量低，穿透力弱，所以主要用于空气、物品表面及液体的消毒。

①室内空气消毒：消毒前清洁室内卫生（紫外线易被灰尘微粒吸收），关闭门窗，人员停止走动或离开。每10 m² 安装30 W紫外线灯管一支，有效距离不超过2 m，照射时间为30～60 min。

②室内物品消毒：消毒时要将物品摊开或挂起，以减少遮挡，有效距离为25～60 cm，照射时间为20～30 min。

③水及液体的消毒：水的厚度和水质都会影响消毒效果。被消毒的水层厚度不应超过2 cm。

（3）注意事项：

①消毒时间从灯亮5～7 min后开始计时，照射完毕后应开窗通风；关灯后如需再开启，应间歇3～4 min。若紫外线灯管使用时间超过1000 h，需更换灯管。

②紫外线消毒的适宜温度为20℃～40℃，湿度为40%～60%。

③紫外线对眼睛和皮肤有刺激作用，必要时戴墨镜或用纱布遮盖双眼，用被单遮盖肢体，或穿防护衣加强防护。

④紫外线灯管表面应保持清洁，每两周用无水乙醇棉球擦拭一次，以除去灰尘和污垢。

⑤紫外线灯管照射强度监测：定时用紫外线强度测定仪监测照射强度（一般每隔 3~6 个月检测 1 次），新灯的辐照强度不得低于 90 μW/cm^2，使用中的辐照强度不得低于 70 μW/cm^2，否则应予更换灯管。

⑥定期进行空气细菌培养，以监测灭菌效果。

3. 臭氧灭菌灯消毒法

灭菌灯内装有臭氧发生管，通电后能将空气的氧气转换成高纯臭氧，主要依靠其强大的氧化作用杀菌，可杀灭细菌繁殖体、病毒、真菌、芽胞，并可破坏肉毒杆菌毒素。主要用于室内空气、物品表面、诊疗用水和医院污水等的消毒。消毒时，人员必须离开现场，消毒结束后 20~30 min 方可进入。

（三）电离辐射灭菌法

利用放射性核素^{60}Co 发射高能 γ 射线或电子加速器产生的高能电子束进行辐射灭菌，此法是在常温下进行灭菌，又称"冷灭菌"，具有广谱灭菌作用。适用于不耐热的物品灭菌，如金属、橡胶塑料、精密仪器、生物制品、高分子聚合物（一次性注射器、输血器、聚乙烯心瓣膜等）、节育用具等。

应用过程中注意以下事项：①使用机械传递物品以防射线对人体引起伤害。②在有氧环境下进行灭菌能增加 γ 射线的杀菌作用。③环境中湿度越高，杀菌效果越好。

（四）过滤除菌

通过三级空气过滤器，选用合理的气流方式，除掉空气中 0.5~5 μm 的尘埃，达到洁净空气的目的。

二、化学消毒灭菌法

化学消毒灭菌法是利用化学药物抑制微生物生长繁殖或杀灭微生物的方法。凡是不适用于物理消毒灭菌的物品，可选用化学消毒灭菌法。如对病人的皮肤黏膜、排泄物及周围环境、光学仪器、金属锐器和某些塑料制品等的消毒。

（一）化学消毒灭菌原理

化学消毒灭菌的原理是利用化学药物使菌体蛋白凝固变性，酶蛋白失去活性，抑制细菌微生物代谢、生长和繁殖，或破坏细菌细胞膜的结构，改变其通透性，使细胞破裂、溶解，达到消毒灭菌的作用。常用的方法有浸泡、擦拭、喷雾及熏蒸法。

（二）理想的化学消毒剂

理想的化学消毒剂应具备下列条件：杀菌谱广，有效浓度低，作用速度快，性质稳定，易溶于水；可在低温下使用；作用时间长，不易受有机物质、碱及其他物理、化学因素的影响；无色、无味、无臭，使用后容易除去残留药物；无刺激性、腐蚀性，毒性低，不引起过敏反应；不易燃烧与爆炸，使用无危险性；用法简单，价格低廉，便于运输等。

（三）化学消毒剂的分类

化学消毒剂的种类繁多，应根据消毒对象及可能影响消毒效果的因素选择最适宜、最有效的消毒剂。各种化学消毒剂依其效力不同可分为四类。

1. 灭菌剂

可杀灭一切微生物，包括细菌芽胞，使其达到灭菌要求的制剂。如甲醛、戊二醛、环氧乙烷。

2. 高效消毒剂

可杀灭一切细菌繁殖体（包括分枝杆菌）病毒、真菌及其孢子，对细胞芽胞有显著杀灭作用的制剂。如过氧乙酸、部分含氯消毒剂等。

3. 中效消毒剂

可杀灭除细菌芽胞以外细菌繁殖体、真菌、病毒及其他微生物的制剂。如醇类、碘类、部分含氯消毒剂等。

4. 低效消毒剂

只能杀灭细菌繁殖体、亲脂病毒和某些真菌的制剂。如酚类、胍类、季铵盐类等。

（四）化学消毒剂的使用原则

1. 根据物品的性能、微生物的特性及要达到的消毒水平等，选择合适有效的消毒剂。

2. 严格掌握消毒剂的有效浓度、消毒灭菌时间及使用方法。

3. 待消毒的物品必须先清洁、擦干后，再浸泡在消毒灭菌液内，注意打开轴节或盖，管腔内注满消毒灭菌溶液。

4. 浸泡消毒后的物品，在使用前用无菌生理盐水冲净，避免消毒剂刺激人体组织。

5. 消毒剂应定期更换，易挥发的要加盖，并定期检测，调整浓度。

6. 工作人员要了解消毒剂的毒副作用，做好防护工作。

7. 坚持合理使用化学消毒剂的原则。

（五）化学消毒剂的使用方法

1. 浸泡法

将需消毒的物品清洁擦干后，浸没在消毒液中的方法。注意打开物品的轴节和盖，管腔内灌满消毒液，按规定的浓度和时间进行浸泡。

2. 擦拭法

用消毒剂擦拭被污染物品的表面或皮肤、黏膜的方法。一般选用穿透力强、易溶于水、无显著刺激性的消毒剂。如用 0.05% ~ 0.1% 的碘伏消毒皮肤，用含氯消毒剂擦拭桌椅、地面、墙壁等。

3. 喷雾法

用喷雾器将消毒剂均匀喷洒在空气中或物体表面进行消毒的方法。常用于地面、墙壁、空气、环境等的消毒。

4. 熏蒸法

将消毒剂加热或加入氧化剂，使其产生气体进行消毒的方法。如手术室、换药室、病室的空气消毒或室内物品、精密贵重仪器和不能浸泡、蒸煮的物品消毒灭菌。

（六）常用的化学消毒灭菌剂

见表 2 - 1。

表 2 - 1　常用的化学消毒灭菌剂

消毒灭菌剂	效力	作用原理	适用范围	注意事项
福尔马林（30% ~ 40% 甲醛）	灭菌剂	能与菌体蛋白质的氨基结合，使蛋白质变性，酶活性消失而起杀灭微生物作用；能杀灭细菌、真菌、病毒和芽胞等	用于对热、湿敏感，易腐蚀的医疗用品的消毒。①4% ~ 10% 的福尔马林用于解剖材料、病理组织标本灭菌、防菌和固定②甲醛熏蒸柜消毒某些物品③10% 甲醛浸泡器械消毒	①熏蒸穿透力弱，衣物最好摊开或挂起②温、湿度对消毒效果有明显影响，要求温度 18℃ 以上，相对湿度 70% ~ 90%③对人有一定毒性和刺激性，使用时注意防护④甲醛有致癌作用，不宜用于室内空气消毒

（续表）

消毒灭菌剂	效力	作用原理	适用范围	注意事项
戊二醛	灭菌剂	与菌体蛋白质的巯基、氨基结合，使蛋白质变性；能杀灭细菌、真菌、病毒和芽胞等	用于不耐热的医疗器械和精密仪器的消毒灭菌。①2%戊二醛溶液加入0.3%碳酸氢钠，成为2%碱性戊二醛，调节至pH 7.5～8.5，用于浸泡器械、内镜等，消毒需30～60 min，灭菌需7～10 h ②2%戊二醛溶液喷雾或熏蒸作用1h可达消毒目的	①浸泡金属类物品时，加入0.5%亚硝酸钠防锈 ②内镜连续使用，需间隔消毒10 min，每日使用前后各消毒30 min，消毒后用冷开水洗净 ③每周过滤1次，每2周更换消毒剂1次 ④消毒灭菌后的物品，在使用前用无菌蒸馏水冲洗
过氧乙酸（PAA）	灭菌剂	能产生新生态氧，将菌体蛋白质氧化，以杀灭微生物；能杀灭细菌、真菌、病毒和芽胞	①0.2%溶液用于手消毒，浸泡1～2 min ②0.2%～0.5%溶液用于物体表面擦拭，或浸泡30～60 min ③0.5%溶液用于餐具消毒，浸泡30～60 min ④1%～2%溶液用于空气熏蒸消毒	①对金属有腐蚀性 ②易氧化分解而降低杀菌力，故需加盖并现配现用 ③浓溶液有刺激性及腐蚀性，配制时需戴口罩和橡皮手套等加强个人防护 ④存于阴凉避光处，防高温引起爆炸
环氧乙烷	灭菌剂	与菌体蛋白质结合，使酶代谢受阻而杀灭微生物；能杀灭细菌、真菌、病毒、立克次体和芽胞	精密仪器、化纤、器械的消毒灭菌剂量为800～1200 mg/L，温度为（54±2）℃，相对湿度为60%±10%，时间6 h	①易燃、易爆且有一定毒性，操作者必须熟悉使用方法，严格遵守安全操作规程 ②放置于阴凉通风，无火源及电源开关处，严禁放入电冰箱 ③储存温度不超40℃，以防爆炸
碘酊	中效	与菌体蛋白质结合，使酶氧化失活；能杀灭大部分细菌、真菌、病毒、芽胞和原虫	①2%溶液用于皮肤消毒和一般皮肤感染，擦后待干（20 s），用70%乙醇脱碘 ②2.5%溶液用于脐带断端消毒，擦干后待干（20 s），用70%乙醇脱碘	①对皮肤有较强的刺激作用，不能用于黏膜消毒 ②对碘过敏者禁用 ③对金属有腐蚀性，不能用于金属器械的消毒

（续表）

消毒灭菌剂	效力	作用原理	适用范围	注意事项
含氯消毒剂，常用的有含氯石灰（漂白粉）、漂白粉精、氯胺T、二氯异氰脲酸钠（优氯净）	高效	在水溶液中放出有效氯，破坏细菌酶的活性而致死亡；能杀灭各种致病菌、病毒、芽胞	①0.5%漂白粉溶液、0.5%~1%氯胺溶液用于餐具、便器等的消毒，浸泡30 min ②1%~3%漂白粉溶液、0.5%~3%氯胺溶液喷洒或擦拭地面、墙壁或物品表面 ③排泄物消毒：干粪5份加漂白粉1份搅拌，放置2 h；每100 ml尿液，加漂白粉1 g放置1 h	①置于阴凉、干燥、通风处，密封保存，减小有效氯的丧失 ②配置的溶液不稳定，应现配现用 ③对金属有腐蚀作用、对织物有漂白作用，不宜用于金属制品、有色衣物及油漆家具的消毒 ④用于餐具消毒时，及时用清水冲净 ⑤被消毒物品上有大量有机物时，须适当增加浓度，并延长作用时间 ⑥定期更换消毒液，消毒后物品，使用前必须用无菌生理盐水冲洗
聚维酮碘（碘伏）	中效	破坏细胞膜的通透性，使蛋白质漏出并与细菌酶蛋白起碘化反应，使微生物失活；能杀灭细菌、病毒等，但杀灭芽胞作用差	①0.5%~1.0%有效碘溶液用于手术部位及注射部位的皮肤消毒，局部擦拭2遍 ②0.05%~0.1%有效碘溶液用于黏膜及创面的消毒 ③0.1%有效碘溶液用于体温计消毒	①稀释后稳定性差，宜现用现配 ②置于阴凉、避光处，防潮、密闭保存 ③皮肤消毒后不用乙醇脱碘
乙醇	中效	使菌体蛋白质脱水、凝固变性，干扰细菌的新陈代谢而导致死亡，但对肝炎病毒和芽胞无效	①70%~75%溶液作为消毒剂，多用于消毒皮肤，也可用于浸泡锐利金属器械及体温计 ②95%溶液可用于燃烧灭菌	①易挥发，须加盖保存，定期测定并调整浓度，保持浓度在70%~75%，浓度过高、过低均影响杀菌效果 ②有刺激性，不宜于黏膜及创面消毒 ③易燃，忌明火 ④因不能杀灭芽胞，故不适于手术器械的消毒
氯己定（洗必泰）	低效	阳离子表面活性剂。破坏细菌细胞膜的酶活性，使细胞膜破裂；对细菌繁殖体有较强的杀菌作用，但不能杀灭芽胞、分枝杆菌和病毒	①0.02%~0.1%溶液用于手的消毒，浸泡3~5 min ②0.1%~0.2%溶液用于皮肤和黏膜的消毒；0.05%溶液用于创面消毒 ③0.1%溶液用于物体表面消毒	①对肥皂、洗衣粉、碘、高锰酸钾等阴离子表面活性剂有拮抗作用 ②有吸附作用，会降低药效，所以溶液内不可投入纱布、棉花等 ③因是低效消毒剂，故不可用于手术器械的消毒 ④遇有机物减低杀菌效果，故冲洗消毒时应先除去脓性分泌物，并适当延长冲洗时间

（续表）

消毒灭菌剂	效力	作用原理	适用范围	注意事项
苯扎溴铵（新洁尔灭）	低效	阳离子表面活性剂，能吸附带阴电的细菌。通过破坏细胞膜，导致菌体自溶死亡；同时可使菌体蛋白质变性而沉淀。对细菌繁殖体有杀灭作用，但不能杀灭结核杆菌、芽胞和亲水性病毒	①0.01%～0.05%溶液用于黏膜消毒 ②0.1%～0.2%溶液用于皮肤消毒 ③0.1%～0.2%溶液用于消毒金属器械，浸泡15～30 min（加入0.5%亚硝酸钠以防锈）	①②③同"氯己定" ④对铝制品有破坏作用，故不可用铝制品盛装 ⑤目前已较少使用

第三节　无菌技术

无菌技术是预防医院内感染的一项重要基础操作技术。医护人员在执行各项医疗护理操作中，必须建立有菌概念。做无菌操作时，任何一个环节都不能违反操作规程，以确保患者安全，避免医院内感染的发生。

一、基本概念

1. 无菌技术

指在医疗护理操作过程中，防止一切微生物侵入人体和防止无菌物品、无菌区域被污染的技术。

2. 无菌物品

指经灭菌处理后未被污染的物品。

3. 无菌区

指经灭菌处理后未被污染的区域。

4. 非无菌区

指未经灭菌处理或经灭菌处理后被污染的区域。

二、无菌技术操作原则

（一）操作前准备

1. 环境要求

环境要宽敞并定期消毒，操作前30 min通风，停止清扫、更换床单等工作，避免不必要的人群流动，防止尘埃飞扬。

2. 工作人员着装符合无菌操作要求

无菌操作前工作人员要衣帽整洁、修剪指甲、洗手、戴口罩。必要时穿无菌衣，戴无菌手套。

（二）操作中保持无菌

1. 明确无菌区与非无菌区

①操作者身体应与无菌区保持一定距离。

②手臂应保持在腰部或操作台面以上，不可跨越无菌区。

③避免面向无菌区谈笑、咳嗽、打喷嚏等。

2. 正确取用无菌物品

①取放无菌物品时，应面向无菌区。

②用无菌持物钳取无菌物品，未经消毒的手或物品不可触及无菌物品或跨越无菌区域。

③无菌物品一经取出，即使未使用，也不可放回无菌容器中。

④一套无菌物品，只供一位病人使用，以防交叉感染。

3. 正确处理污染物品

物品疑有污染或已被污染的，不可使用，应予更换或重新灭菌。

（三）无菌物品的管理

1. 无菌物品与非无菌物品分开放置，并有明显标志。

2. 无菌物品的存放：无菌物品不可暴露于空气中，应存放于无菌包或无菌容器中。

3. 无菌包或无菌容器的管理：①无菌包或无菌容器外需标明物品名称、灭菌日期，按失效期先后顺序摆放。②定期检查无菌物品保存情况，无菌包在干燥、未污染的情况下，有效期为7天，过期或受潮应重新灭菌。

三、 无菌技术基本操作法

（一）无菌持物钳的使用

无菌持物钳是用来夹取或传递无菌物品的器械。

1. 无菌持物钳的种类

临床常用的持物钳有三叉钳、卵圆钳和镊三种。

（1）三叉钳：可夹取较大或较重物品，如盒、盆等物品，不可夹取细小物品。

（2）卵圆钳：可夹取刀、剪、镊、治疗碗及弯盘等物品，不可夹取较重物品。

（3）镊：可夹取针头、棉球、缝针等小物品。

2. 无菌持物钳的使用方法

（1）无菌持物钳浸泡在盛有消毒液的广口有盖无菌容器内（图2-1），容器的深度与持物钳的长度比例合适，液面浸没持物钳轴节以上2~3 cm或镊的1/2长度为宜。每个容器内只能浸泡一把持物钳。持物钳和存放容器应每周清洁、消毒灭菌1次，同时更换消毒液。手术室、门诊换药室、注射室等使用频繁的科室，应每日进行清洁、消毒灭菌。

（2）取放无菌持物钳时，应将容器盖打开，钳端闭合向下，不可触及液面以上部分或容器边缘（图2-2）；手不可触及无菌持物钳的浸泡部分；使用无菌持物钳时，始终保持钳端向下，不可倒转向上，以免消毒液倒流污染。用后立即放回容器中，并打开轴节。如到远处夹取无菌物品，应将无菌持物钳连同盛放容器一同搬移。

（3）不可用无菌持物钳夹取油纱布、换药或消毒皮肤。

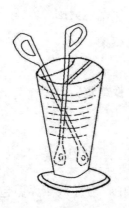

图2-1　无菌持物钳浸泡

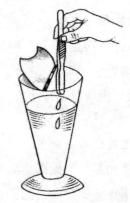

图2-2　使用无菌持物钳

（二）无菌容器的使用

盛放无菌物品并保持其无菌状态的容器，如无菌盒、无菌罐、无菌缸等。

使用无菌容器时操作者应先洗手、戴口罩。

取无菌容器内的物品时，先打开容器盖，内面向上置于稳妥处或拿在手中，手不可触及盖的内面及边缘；用无菌持物钳从无菌容器内夹取无菌物品，取物后，盖内面向下移至容器口上，将容器盖严。

手持无菌容器时，应托住容器底部，手不可触及容器的边缘及内面。

（三）取用无菌溶液法

1. 用纱布擦净瓶外灰尘，检查无菌溶液的名称、浓度、剂量及有效期，瓶盖有无松动，瓶体及瓶底有无裂痕，查看液体有无沉淀、浑浊、絮状物、变色等不能使用的情况。

2. 操作者洗手、戴口罩。

3. 开启瓶盖，另一手握持瓶签侧，倒出少量溶液旋转冲洗瓶口，再由原处倒出所需溶液量至无菌容器中。盖瓶塞，消毒瓶口。在瓶签上注明开瓶日期、时间，已开启的瓶内溶液可保存 24 小时。

4. 不可将无菌敷料放入无菌溶液瓶内蘸取溶液。已取出的溶液，虽未使用也不得倒回瓶内。

（四）无菌包使用法

无菌包是指用无菌包布包裹无菌物品，使无菌物品保持无菌状态的包裹。无菌包布通常选择质厚、致密、未脱脂的棉布制成双层包布。

1. 包扎法

将需要灭菌的清洁干燥物品放于包布中央，玻璃类物品先用棉垫包裹，用包布内角盖住物品，盖好左右两角并将角尖端向外翻折，盖好最后一角后以"十"字形扎妥，或用化学指示胶带贴妥，贴上注明物品名称及灭菌日期的标签。(图 2 - 3)

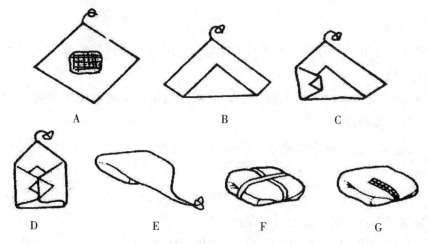

图 2 - 3　无菌包包扎法

2. 无菌包打开法

（1）检查无菌包名称、灭菌日期、灭菌指示胶带，无菌包是否潮湿或破损。

（2）将无菌包放在清洁、干燥、平坦处，解开系带放于包布下。

（3）打开无菌包的外角，再揭开左右两角，最后打开内角。

（4）用无菌持物钳取出所需物品，放在准备好的无菌容器或无菌区内。

（5）如需要一次将包内物品全部取出，可将无菌包托在手上打开，另一手抓住包布四角稳妥地将包内物品放入无菌区内。（图2-4）

（6）如无菌包内物品一次未使用完，则按原折痕包盖，系带横向扎好，并注明开包日期及时间，其有效时间为24 h。

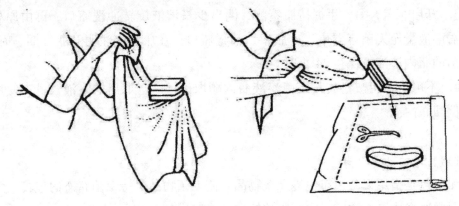

图2-4 无菌物品放入无菌区域内

3. 注意事项

（1）打开包布时手只能接触包布四角的外面，不可触及和跨越无菌包布内面。

（2）无菌包超过有效期、灭菌不合格、被污染或包布潮湿，则需重新灭菌。

（五）铺无菌盘

将无菌治疗巾铺在清洁、干燥的治疗盘内，形成一无菌区，放置无菌物品，供治疗护理使用。

1. 检查无菌包名称、灭菌日期、灭菌指示胶带，检查有无潮湿或破损。打开无菌包，取无菌治疗巾。

2. 双手捏住无菌巾上层两角，轻轻抖开双折铺于治疗盘上，将上层折成扇形，边缘向外。

3. 放入无菌物品，拉开扇形折叠层遮盖于物品上，将开口处向上折两次，两侧边缘分别向下折一次，露出治疗盘边缘。

4. 记录铺盘时间。铺好的无菌盘有效期不超过4 h。

（六）戴无菌手套

1. 戴无菌手套

（1）操作者修剪指甲、洗手、戴口罩。

（2）检查并核对无菌手套号码、灭菌日期及包装是否完整。

（3）一手掀开手套袋开口处，另一手捏住一只手套的反折部分（手套的内面）取出手套，对准五指戴上；未戴手套的手掀起另一只袋口，再以戴好手套的手指插入另一只手套的反折内面（手套外面），取出手套，同法戴好。（图2-5）

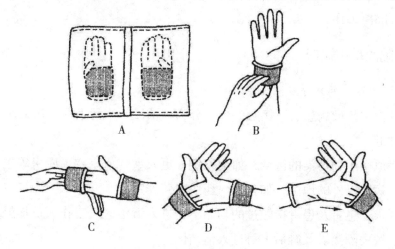

图2-5 戴无菌手套法

（4）双手调整手套位置，将手套的翻边扣套在工作服衣袖外面。

2. 脱手套

（1）清洗手套污染物后，一手捏住另一手套的外口翻转脱下；再用脱下手套的手插入另一手套内，将其翻转脱下。

（2）将用过的手套放入医用垃圾袋内，清洁双手。

3. 注意事项

（1）未戴手套的手不可接触无菌手套的外面，已戴手套的手不可触及未戴手套的手及手套的内面。

（2）戴手套后双手应始终保持在腰部或操作台面以上、肩部以下范围内活动。

（3）戴手套后如发现手套破损或不慎污染，应立即更换。

（4）操作完毕，手套上有血迹或污染严重时，应先用水冲洗。

第四节 隔离技术

隔离是将传染源（传染病患者和带菌者）、高度易感人群安置在指定的地方，暂时避免和周围人群接触。对前者，采取传染源隔离，防止传染病病原体向外传播；对后者，采取保护性隔离，保护高度易感人群免受感染。

隔离目的是切断感染链中的感染源、传播途径、易感人群之间的联系，防止病原微生物在患者、工作人员及媒介物中扩散，以控制传染病蔓延。

隔离是预防医院内感染的重要措施之一，医护人员应自觉遵守隔离制度，熟练掌握并应用有关的隔离技术，同时通过教育使出入医院的人员理解隔离的意义，并能主动配合隔离工作。

一、隔离基本知识

(一) 工作区域的划分及隔离要求

隔离区内按传染病患者所接触的环境分为清洁区、半污染区、污染区。

1. 清洁区

未被病原微生物污染的区域，如配餐室、更衣室、值班室、库房等工作人员使用的场所；病区以外的地区，如食堂、药房、营养室等。

隔离要求：患者及患者接触过的物品不得进入清洁区，工作人员接触患者后需清洁双手，脱去隔离衣及鞋后方可进入清洁区。

2. 半污染区

有可能被病原微生物污染的区域，如医护办公室、病区走廊、化验室等。

隔离要求：患者或穿隔离衣的工作人员通过走廊时，不得接触墙壁、家具等；各类检验标本有一定的存放盘和架，检验后的标本及容器等应严格按要求分别处理。

3. 污染区

和患者接触、被病原微生物污染的区域，如病室、厕所、浴室、污物处理间等。

隔离要求：污染区的物品未经消毒处理，不得带到他处；工作人员进入污染区时，应穿隔离衣，戴口罩与帽子，必要时换隔离鞋（套），戴护目镜和手套；离开该区前，脱隔离衣、鞋，并消毒双手。

(二) 隔离区域的设置

1. 隔离区设置

传染病区与普通病区分开，并远离食堂、水源和其他公共场所。相邻病区楼房相隔大约 30 m，侧面防护距离为 10 m，以防空气对流传播。病区设有工作人员与患者各自的进出门、梯道，配置必要的卫生、消毒设备。

2. 隔离单位

分单人隔离室和同室隔离两种。

（1）单人隔离室：患者有独立的环境与用具，凡未被确诊、发生混合感染或危重且具有强烈传染性的患者，均应尽可能住单独隔离室，与其他患者及不同病种患者之间进行隔离。

（2）同室隔离：将同一病种的患者安排在同一病室内，但病原体不同的患者应分室收治。

应用隔离室控制感染的对象主要包括患有高度传染性疾病的患者、身体状况较差的易感患者、细菌培养分离出流行性或感染有多重性耐药菌的患者。

二、 隔离原则

（一）一般消毒隔离

1. 隔离标志明确、卫生设施齐全

隔离病室门前视隔离种类悬挂隔离标志，门口放置用消毒液浸湿的脚垫，门外设立隔离衣悬挂架（柜或壁橱），备洗手、消毒泡手用具及避污纸。

2. 工作人员进出隔离室应符合要求

按规定戴口罩、帽子，穿隔离衣。穿隔离衣前，备齐所用物品，不易消毒的物品放入不透水的厚塑料袋内避污。穿隔离衣后只能在规定的范围内活动；一切操作均需严格执行隔离规程；接触患者或污染物品后，离开隔离室前必须消毒双手。

3. 病室每日进行空气消毒

可用紫外线照射或用消毒液喷雾；晨间护理后，用消毒液擦拭病床及床旁桌椅。

4. 分类处理病室内污染物品

患者的衣物、信件、票证等需消毒后，方可送出；患者的排泄物、分泌物、呕吐物及各种引流液应按规定消毒处理后方可排放；患者接触过的医疗器械，如听诊器、血压计等，应按规定消毒；需送出病区处理的物品，放于有明显标志的黄色专用污物袋内。

5. 严格执行陪伴和探视制度

必须陪伴和探视时，应向患者、陪伴者、探视者宣传解释有关知识，根据隔离种类采取相应的隔离措施，并使其遵守隔离要求和制度。

6. 解除隔离的条件

传染性分泌物 3 次培养结果均为阴性或已过隔离期，经医生开出医嘱后方可解除隔离。

（二）终末消毒处理

终末消毒是对出院、转科或死亡患者及其用物、所住病室和医疗器械等进行的消毒处理。

1. 患者的终末处理

患者转科或出院前应进行沐浴，换上清洁衣服；个人用物须消毒后方能带离隔离病区。死亡患者应用消毒液浸湿的棉花球塞住口、鼻、肛门及阴道等孔道，伤口处更换敷料，用一次性尸单包裹尸体并送太平间，因传染病死亡者应送传染科太平间。

2. 病室单位及医疗器械的终末处理

患者用过的物品分类进行消毒。关闭病室门窗、打开床旁桌、摊开棉被、竖起床垫，用消毒液熏蒸或紫外线照射或喷雾消毒；熏蒸后打开门窗，用消毒液擦拭家具、地面；被服类放入污物袋消毒处理后再清洗。（表2-2）

表2-2　传染病污染物品的消毒法

类　　别	消毒方法
病室房间	2%过氧乙酸熏蒸
病室地面、墙壁、家具	0.2%~0.5%过氧乙酸、1%~3%漂白粉澄清液擦拭或喷洒
医用金属、橡胶、玻璃、搪瓷类物品	0.2%碱性戊二醛溶液浸泡、煮沸及高压蒸汽灭菌等
血压计、听诊器等	环氧乙烷、甲醛熏蒸，0.2%~0.5%过氧乙酸擦拭消毒
体温计	1%过氧乙酸浸泡30 min连续两次，亦可选用20%碘伏浸泡30 min
餐具、茶具、药杯	0.2%~0.5%过氧乙酸浸泡、环氧乙烷熏蒸、微波消毒法、煮沸或高压蒸汽灭菌
信件、书报、票证	甲醛或环氧乙烷熏蒸消毒
衣物、布类	日光曝晒、紫外线照射、煮沸消毒、高压蒸汽灭菌
枕芯、被褥、毛纺织品	日光曝晒、紫外线照射、环氧乙烷熏蒸消毒
排泄物、分泌物、呕吐物	排泄物、呕吐物用漂白粉搅拌，放置2 h后倒掉；痰置于蜡纸盒内焚烧
剩余食物	煮沸30 min后倒掉
垃圾	焚烧
污水	用高效氯和漂白粉进行消毒
痰盂、便器	消毒液浸泡

三、隔离种类及措施

按传播途径不同，将隔离分为以下几类，并以切断传播途径作为制定措施的主要依据。

（一）严密隔离

严密隔离适用于经飞沫、分泌物、排泄物直接或间接传播的烈性传染病，如霍乱、鼠疫、传染性非典型肺炎（SARS）、新型冠状病毒肺炎、禽流感等。隔离的主要措施有：

1. 患者应住单间病室，通向走廊的门窗须关闭。室内用具力求简单，易消毒。室外挂有明显标志，禁止患者走出病室，禁止探访。

2. 医护人员进入隔离单位时，必须戴好帽子和口罩，穿隔离衣和隔离鞋，必要时戴橡胶手套。

3. 患者的分泌物、呕吐物、排泄物应严格消毒处理，污染敷料装入红色标记袋内焚烧处理。

4. 室内空气、地面、物品表面用消毒液喷洒或紫外线照射消毒，每天一次。

（二）呼吸道隔离

呼吸道隔离适用于经呼吸道传播的疾病，如肺结核、流脑、百日咳、流感、腮腺炎、麻疹等。隔离的主要措施有：

1. 同病原菌感染者可同住一室，有条件的尽量使隔离室远离其他病室。

2. 通向走廊的门窗应关闭，患者离开隔离单位应戴口罩。

3. 工作人员进入隔离单位应戴口罩、帽子，并保持口罩干燥、清洁，必要时穿隔离衣。

4. 为患者准备专用痰杯，口鼻分泌物经消毒处理后方可丢弃。

5. 室内空气用紫外线照射或消毒液喷洒，每天一次。

（三）消化道隔离

消化道隔离适用于由患者的排泄物直接或间接污染了食物或水源而引起传播的疾病，如伤寒、甲型肝炎、细菌性痢疾等。通过隔离可切断粪—口传播途径。隔离的主要措施有：

1. 不同病种患者最好能分室居住，如同居一室，须做好床边隔离，每一病床应加隔离标记，患者不可互相交换物品，以防交叉感染。

2. 病室设纱门、纱窗，做好防蝇、灭蝇、灭蟑螂工作。

3. 接触不同病种患者时需分别穿隔离衣，接触污染物时应戴手套。

4. 患者的食具、便器各自专用，严格消毒，剩余的食物或排泄物均应消毒处理后才能倒掉。

（四）接触隔离

接触隔离适用于经体表或伤口直接或间接接触而感染的疾病，如破伤风、狂犬病、气性坏疽、脓疱病等。隔离的主要措施有：

1. 患者住单间病室，相同病原体引起感染的患者可同居一室。

2. 接触患者时须戴口罩、帽子、手套，穿隔离衣；工作人员的手或皮肤若有破损，应避免接触患者。

3. 凡患者接触过的一切物品，如被单、衣物、换药器械等均应先灭菌，然后进行清洁、消毒、灭菌。

4. 被患者污染的敷料及无保留价值的物品应装袋标记后集中焚烧处理。

（五）血液、体液隔离

血液、体液隔离主要用于预防因直接或间接接触血液、体液而传播的传染性疾病，如乙型肝炎、艾滋病、梅毒、登革热、疟疾等。隔离的主要措施有：

1. 同种病原体感染者可同室隔离。

2. 医护人员接触此类患者时，为防止血溅，应穿隔离衣，戴口罩、手套，必要时戴护目镜。

3. 注意洗手，严防被注射针头等利器刺破。若手被血液、体液污染或可能污染，应立即用消毒液洗手。护理另一个患者前、离开隔离室前也应洗手。

4. 被患者血液或体液污染的物品，应装袋标记后集中消毒或焚烧；被血液或体液污染的室内物品的表面，应立即用消毒液喷洒或擦拭消毒。

5. 患者用过的针头应放入防水、防刺破并有标记的容器内，直接焚烧处理。

（六）昆虫隔离

昆虫隔离适用于以昆虫为媒介而传播的疾病，如乙型脑炎、流行性出血热、疟疾、斑疹伤寒等。应根据昆虫种类采取隔离措施：

1. 病室应设有防蚊设备，如蚊帐、纱门、纱窗等。

2. 斑疹伤寒的患者在入院时要灭虱；流行性出血热的患者入院时需沐浴更衣，并将其衣服煮沸或高压消毒灭菌。

（七）保护性隔离

以保护易感人群作为制定措施的主要依据而采取的隔离称保护性隔离，也称反向隔离。适用于抵抗力低下或极易感染的患者，如严重烧伤、早产儿、白血病、肝脏移植及免疫缺陷患者等。隔离的主要措施有：

1. 设专用隔离室，患者住单间病室隔离。室外悬挂明显的隔离标志。严格保护性隔离患者可住层流洁净室。

2．室内地面及用物消毒：若地面无明显污染，每日用清水擦地 1~2 次；如地面有明显污染，可用含有效氯 500 mg/L 的消毒液或 0.2% 过氧乙酸溶液喷洒地面。房间内用物表面用含有效氯 200~500 mg/L 的消毒液、0.2% 过氧乙酸溶液或含有效碘 250~500 mg/L 的碘伏擦拭。病室内空气严格消毒并通风。

3．工作人员进入病室须先洗手，戴帽子、口罩、手套，穿隔离衣及鞋。

4．未经消毒处理的物品不可带入隔离室。

5．凡患呼吸道疾病者或咽部带菌者，均应避免接触患者。

6．患者的排泄物、引流物，被患者血液及体液污染的物品，应及时分装密闭，做好标记后送指定地点处理。

7．探视者应采取相应的隔离措施。

▶思政元素

一切为了生命，向"疫"而行——叶欣

叶欣，1956 年出生于医学世家，1984 年 12 月被任命为广东省中医院二沙分院急诊科护士长。2003 年春节前后，一种病因未明的非典型肺炎开始在广州一些地区流行。急危重非典患者本身有极强的传染性，为了保持患者呼吸道通畅，必须将堵塞的大量浓血痰排出。面对医务人员被感染的巨大危险，叶欣和时任二沙分院急诊科主任的张忠德默默作出选择——尽量包揽对急危重非典患者的检查、抢救、治疗、护理工作。3 月 4 日，极度疲倦的叶欣开始出现发热症状，体温不断上升。但直到被送入病房隔离留观，她依然记挂着科室里的几名危重病人。通过呼叫仪，她渐显微弱的声音不时响起在急诊科。在生命的最后时刻，她用笔吃力地写下："不要靠近我，会传染……"2003 年 3 月 24 日凌晨，叶欣经抢救无效去世，年仅 47 岁。

叶欣被追授"全国优秀共产党员""人民健康好卫士""最美奋斗者"称号，荣获"白求恩奖章""南丁格尔奖章"，2009 年当选"100 位新中国成立以来感动中国人物"。

四、隔离技术基本操作

（一）帽子、口罩的使用法

1．使用帽子、口罩的目的

（1）帽子：防止工作人员的头发、头屑散落污染无菌物品或清洁物品；防止灰尘及病原微生物附着在头发上，造成污染。

（2）口罩：保护患者和工作人员，避免互相传播，减少感染和交叉感染的发

生；防止飞沫污染无菌物品、伤口或清洁食物等。

2. 操作方法

（1）洗手后取出清洁口罩、帽子，帽子应遮住全部头发，口罩应遮住口鼻。不可用污染的手接触口罩。

（2）停止用口罩时，先洗手，再摘口罩，将污染面向内折叠，放入胸前口袋或塑料袋内，手不可触及口罩污染面，口罩不能挂在胸前。

3. 注意事项

（1）一般情况下，纱布口罩应每天更换、清洁与消毒，口罩潮湿或接触严密隔离患者后应立即更换。

（2）医用外科口罩只能一次性使用，用后丢入医疗垃圾桶内。

（二）手的清洁与消毒法

1. 洗手

（1）目的：去除手上污垢和大部分暂居微生物；保护工作人员和患者，避免交叉感染；避免污染清洁物品。

（2）用物准备：洗手池设备，肥皂或洗手液，毛巾、一次性消毒纸巾或自动干手器，盛放纸巾或毛巾的容器。

（3）操作方法：取下手表及手上饰物，卷袖至腕关节上 10 cm 以上，流水浸湿双手，以清洁肥皂或无菌皂液涂抹双手，按"七步洗手法"（①掌心相对，手指并拢相互搓擦；②掌心对手背，手指交错，沿指缝相互搓擦，交换进行；③掌心相对，双手交叉沿指缝相互搓擦；④两手互握搓指背；⑤一手握另一手大拇指旋转搓擦，交换进行；⑥指尖在掌心中转动搓洗，交替进行；⑦交换揉搓手腕部。见图 2－6）搓洗双手，整个过程持续 15～30 s，范围为双手、手腕及腕上 5～10 cm。从上至下彻底冲洗双手，取纸巾擦干或烘干双手。

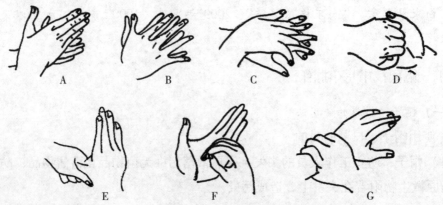

图 2－6　七步洗手法

2. 手的消毒

（1）目的：预防感染和交叉感染；避免污染清洁物品。

（2）用物准备：消毒剂或消毒液及盛放消毒剂或消毒液的容器，手刷、一次性消毒纸巾或毛巾。

（3）操作方法：用速干消毒剂依次擦洗双手。手掌对手掌、手背对手掌、指尖对手掌、两手指缝相互对搓，必要时增加手腕及腕上 10 cm 部分，每一步骤反复 3 次，擦洗时间 15 s，达到消毒手的目的。双手自然干燥。

3. 注意事项

接触传染病人及其污染物、分泌物、排泄物等后应立即进行双手的消毒；进行某项操作前，应先洗净双手并使其保持干燥，再对其进行消毒。

（三）避污纸的使用法

1. 目的

做简单非严密隔离操作时，保持双手或物品不被污染，以省略消毒双手的程序。如用清洁的手拿取污染的物品、开关门窗；用污染的手取清洁的物品等。

2. 用物准备

避污纸、污物桶。

3. 操作方法

从页面抓取，不可掀页撕取，保持避污纸一面清洁。（图 2 - 7）用后丢入污物桶，集中焚烧处理。

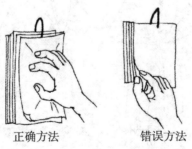

正确方法　　　　　错误方法

图 2 - 7　避污纸使用方法

（四）穿脱隔离衣

1. 目的

保护工作人员和患者，防止病原体向外传播，避免交叉感染。

2. 用物准备

隔离衣、挂衣架、刷手及洗手设备、污物袋。

3. 操作方法

（1）穿隔离衣法（图2-8）：

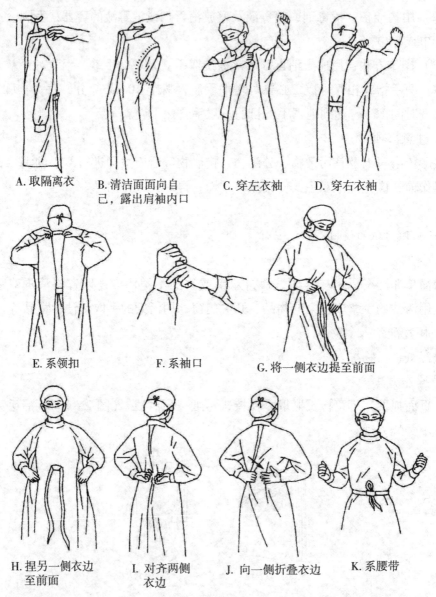

A. 取隔离衣　　B. 清洁面面向自　　C. 穿左衣袖　　D. 穿右衣袖
　　　　　　　己，露出肩袖内口

E. 系领扣　　　F. 系袖口　　　G. 将一侧衣边提至前面

H. 捏另一侧衣边　　I. 对齐两侧　　J. 向一侧折叠衣边　　K. 系腰带
　　至前面　　　　　衣边

图2-8　穿隔离衣法

①工作人员着装整洁，洗手、戴口罩、取下手表、卷袖过肘。

②取下隔离衣，清洁面朝向自己，露出衣袖内口。

③右手持衣领，左手伸入袖内，举起手臂，将衣袖穿好。左手持衣领，依上法穿好右侧衣袖。

④双手持衣领，顺领边向后将领口带系好或扣好领扣。

⑤扣好袖口或系上袖带，需要时套上橡皮圈束紧袖口。（此时手已污染）

⑥自一侧衣缝腰带下约5 cm处将隔离衣后身向前拉，见到衣边捏住，再以同法将另一侧衣边捏住。双手在背后将隔离衣开口边对齐，向一侧折叠，将腰带在背后交叉，回到前面打一活结。

（2）脱隔离衣法（图2-9）：

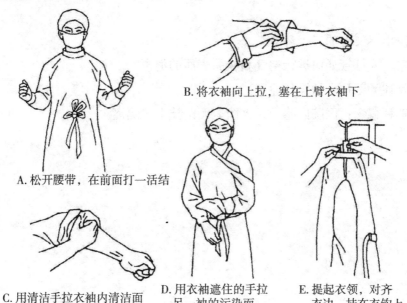

A. 松开腰带，在前面打一活结

B. 将衣袖向上拉，塞在上臂衣袖下

C. 用清洁手拉衣袖内清洁面

D. 用衣袖遮住的手拉另一袖的污染面

E. 提起衣领，对齐衣边，挂在衣钩上

图2-9 脱隔离衣法

①解开腰带，在前面打一活结。

②解开两袖口，在肘部将衣袖顺折于上臂，边缘向外。

③清洗消毒双手，擦干。

④解开领扣，一手伸入另一侧袖口内，拉下衣袖过手，再用遮盖住的手在外面拉下另一衣袖。两手在袖内使袖子对齐，双臂逐渐推出。

⑤双手持衣领将隔离衣两边对齐，挂在衣钩上。如隔离衣不再穿用，则将清洁面向外折叠放入污衣袋内。

4. 注意事项

（1）隔离衣长短要合适，须完全遮盖工作服，并完好无损。

（2）系领口时，衣袖不可触及面部、衣领、帽子。

（3）穿隔离衣后，双臂保持在腰部以上；只限在规定区域内活动。

（4）洗手时不能溅湿隔离衣，隔离衣不得污染洗手设备。

（5）挂隔离衣时，若在半污染区，清洁面向外；若在污染区，污染面向外，清洁面向内。

（6）隔离衣每日更换，如有潮湿或污染，应立即更换。

（7）隔离衣用后清洁面向外卷好投入污物袋中。如为反复使用的隔离衣，按先灭菌后清洗的原则处理。

复习思考题

1. 说出感染链的三个环节。
2. 紫外线灯管如何进行空气和物品表面的消毒？
3. 阐述无菌技术的操作原则。
4. 解释概念：医院内感染、灭菌、无菌技术、隔离。

第三章

卧位与安全 DISANZHANG

卧位即卧床的姿势。卧位与诊断、治疗和护理有密切的关系，正确的卧位对减轻症状、治疗疾病、预防并发症均会起到良好的作用。医务人员应熟悉各种卧位，掌握舒适卧位的基本要求及方法，协助或指导患者取正确、舒适和安全的卧位。

第一节 各种卧位

一、卧位的性质

（一）主动卧位

主动卧位是指患者自己采取的最舒适的卧位，常见于轻症患者。

（二）被动卧位

被动卧位是指患者无力改变卧位而处于他人安置的卧位，如极度衰竭、昏迷、瘫痪患者。

（三）被迫卧位

被迫卧位是指患者为了减轻疾病所致的痛苦或因治疗所需而被迫采取的卧位。此时患者意识清楚，也有变换卧位的能力，如呼吸极度困难的患者被迫采取端坐卧位。

二、常用卧位

（一）仰卧位

1. 去枕仰卧位

（1）适用范围：①昏迷或全麻未清醒的患者，防止呕吐物流入气管而引起窒息或吸入性肺炎等并发症。②椎管内麻醉或脊髓腔穿刺后 6~8 h 的患者，预防脑压减低而引起的头痛。

（2）方法：患者去枕仰卧，头偏向一侧，两臂放于身体两侧，双腿伸直，将枕横立置于床头。（图 3-1）

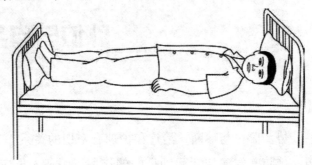

图 3-1　去枕仰卧位

2. 中凹卧位（休克卧位）

（1）适用范围：休克患者。抬高头胸部，有利于保持呼吸道通畅，改善呼吸及缺氧症状；抬高下肢，有利于静脉回流，增加心输出量而缓解休克症状。

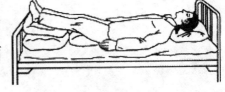

图 3-2　中凹卧位

（2）方法：抬高头胸部 10°～20°，抬高下肢 20°～30°。（图 3-2）

3. 屈膝仰卧位

（1）适用范围：①腹部检查，可使腹肌放松，便于检查。②女性患者导尿或会阴冲洗时，便于暴露操作部位。

（2）方法：患者采取自然仰卧，头下垫一枕头，两臂放在身体两侧，双腿屈曲，稍向外分开。（图 3-3）

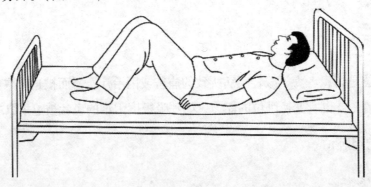

图 3-3　屈膝仰卧位

（二）侧卧位

1. 适用范围

（1）灌肠、肛门检查，及配合胃镜、肠镜检查等。

（2）臀部肌内注射（上腿伸直，下腿弯曲）。

（3）预防压疮。

2. 方法

患者侧卧，两臂屈肘，一手放于胸前，一手放于枕旁，下腿稍伸直，上腿弯曲；必要时两膝之间、背后、胸腹前可放置一软枕。（图3－4）

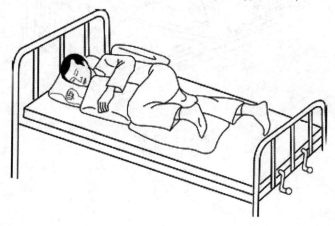

图3－4　侧卧位

（三）半坐位

1. 适用范围

（1）腹腔、盆腔有炎症或手术后的患者：一方面，松弛腹肌，减轻腹部切口缝合处的张力，避免疼痛，有利于切口的愈合；另一方面，可使腹腔内的渗出物流入盆腔，减少炎症扩散和毒素吸收，促进感染局限化和减少中毒反应。

（2）心肺疾患引起的呼吸困难的患者：由于重力作用，部分血液滞留在下肢和盆腔脏器内，可使静脉回流量减少，从而减轻肺部瘀血和心脏负担；半坐卧位可使膈肌位置下降，有利于呼吸肌的活动，能增加肺活量，有利于气体交换，改善呼吸困难。

（3）某些面部及颈部手术后的患者，可减少局部出血。

（4）恢复期体质虚弱的患者。

2. 方法

患者卧床上，以髋关节为轴心，上半身抬高至与床的水平成40°～50°角（自动床、半自动床或手摇床），再摇起膝下支架。（图3－5）放平时，先摇平膝下支架，再摇平床头支架。若无摇床，可在床头垫褥下放一靠背架，将患者上半身抬高，下肢屈膝，用中单包裹膝枕垫在膝下，将两端带子固定于床两侧，以免患者下滑。放平时应先放平下肢，再放平床头。

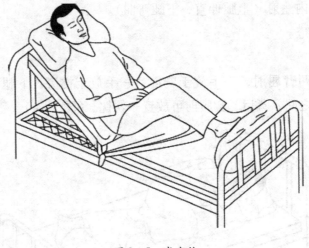

图3－5　半坐位

（四）端坐位

1．适用范围

（1）心力衰竭、严重心包积液的患者。

（2）支气管哮喘发作的患者，由于极度呼吸困难，患者被迫端坐。

（3）急性肺水肿的患者（取端坐位的同时两腿下垂）。

2．方法

患者坐在床上，身体稍向前倾，床上放一小桌，桌上垫软枕，患者可伏桌休息，并用床头支架或靠背架抬高床头70°～80°角，使患者的背部也能向后依靠。（图3－6）

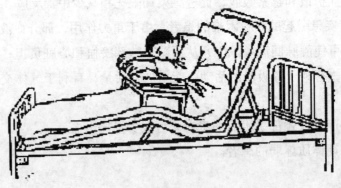

图3－6　端坐位

（五）俯卧位

1．适用范围

（1）腰、背部检查或配合胰、胆管造影检查。

（2）脊椎手术、腰背臀部有伤口，不能平卧或侧卧的患者。

2．方法

患者俯卧，头转向一侧，两臂屈曲，放于头的两侧，两腿伸直，胸下、髋部及踝部各放一软枕。（图3－7）

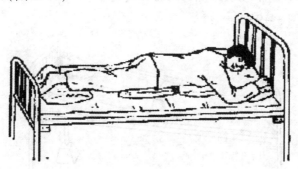

图3－7　俯卧位

（六）头低足高位

1．适用范围

（1）肺部分泌物引流，使痰液易于咳出。

（2）十二指肠引流术，有利于胆汁引流。

（3）下肢骨折牵引，利用人体重力作为反牵引力，防止下滑。

（4）妊娠时胎膜早破，防止脐带脱垂。

2．方法

患者仰卧，头侧向一侧，将枕头横立于床头，以防碰伤头部，床尾用木墩或其他支托物垫高15～30 cm。（图3－8）

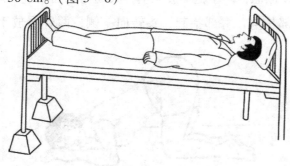

图3－8　头低足高位

（七）头高足低位

1. 适用范围

（1）颈椎骨折进行颅骨牵引时。

（2）减轻颅内压，预防脑水肿。

（3）开颅手术后。

2. 方法

患者仰卧，床头用木墩或其他支托物垫高 15～30 cm 或视病情而定，另用一软枕横立于床尾。（图 3-9）

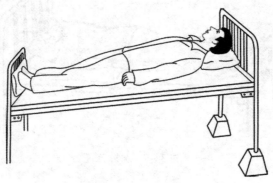

图 3-9　头高足低位

（八）膝胸卧位

1. 适用范围

（1）肛门、直肠、乙状结肠镜检查或治疗。

（2）矫正子宫后倾或胎位不正。

（3）促进产后子宫复原。

2. 方法

被检查者跪卧于床面，两小腿平放床上，大腿与床面垂直，两腿稍分开，胸及膝部紧贴床面，腹部悬空，臀部抬起，头转向一侧，两臂屈放于头的两侧。（图 3-10）

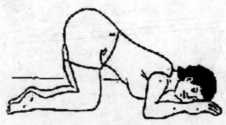

图 3-10　膝胸卧位

（九）截石位

1. 适用范围

（1）会阴、阴道、子宫颈及肛门部位的检查、治疗、护理或手术。

（2）产妇分娩。

2. 方法

被检查者仰卧于检查台上，两腿分开，放在支腿架上（支腿架上放软垫），臀部与检查台下沿齐，两手放在胸前或身体两侧。注意遮挡及保暖。（图3-11）

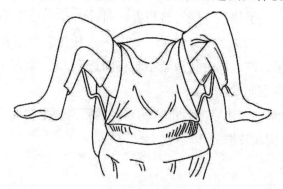

图3-11 截石位

第二节 变换卧位术

患者长期卧床，局部组织持续受压，出现血液循环障碍，易发生压疮；呼吸道分泌物不易咳出，易发生坠积性肺炎。此外，长期卧床还易出现消化不良、便秘、肌肉萎缩等。因此，护士应定时为患者变换卧位，以预防并发症的发生。

一、目的

1. 变换卧位，增进患者舒适度。

2. 预防并发症，如压疮、坠积性肺炎等。

3. 适应治疗和护理的需要。

二、用物

酌情准备床档、约束带、支被架、软枕等。

三、 方法

(一) 协助患者翻身侧卧

1. 核对床号、姓名、解释。

2. 将各种导管及输液管安置妥当,必要时将盖被折叠至床尾或一侧。

3. 患者仰卧,两手放于腹部。

4. 翻身:

(1) 一人协助法:先将患者肩、臀部移向护士侧的床沿,再将患者双下肢移近并屈膝;一手托肩,一手扶膝,轻轻将患者转向对侧,使者背向护士。

(2) 二人协助法:两人站在床的同一侧,一人托住患者颈肩部和腰部,另一人托住患者腰部和腹部,两人同时将患者抬起移向近侧,分别托扶患者的肩、腰、臀和膝部,轻轻将患者翻向对侧。

5. 按侧卧位要求,在患者的背部、胸前及两膝间垫上软枕。

6. 记录翻身时间和皮肤受压情况。

(二) 扶助患者移向床头法

1. 核对床号、姓名、解释。

2. 将各种导管及输液袋安置妥当,必要时将盖被折叠至床尾或一侧。

3. 根据病情放平床头支架,枕头横立于床头。

4. 移动患者:

(1) 一人协助法:让患者仰卧屈膝,双手握住床头栏杆;护士一手托住患者肩部,一手托住臀部;护士抬起患者的同时,患者脚蹬床面,挺身上移。(图 3 - 12)

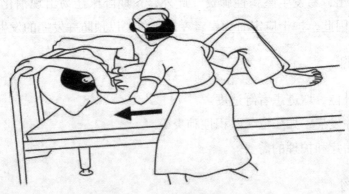

图 3 - 12 一人协助移向床头法

(2) 二人协助法:患者仰卧屈膝,护士分别站在床的两侧,交叉托住患者的颈肩部和臀部,或两人同站在患者右侧床边,一人托住患者的肩及腰部,一人托住臀及腘窝，两人同时抬起患者移向床头。

5. 放回枕头，协助患者取舒适卧位，整理床铺。

四、注意事项

1. 翻身时不可拖拉患者，以免擦伤皮肤。更换卧位后用软枕垫好，使患者舒适安全。两人协助翻身时，注意动作协调、轻稳。

2. 翻身间隔时间根据病情和局部皮肤受压情况而定，如发现皮肤发红或破损，应及时处理，并交班。

3. 为输液或带有多种导管的患者翻身时，应先将导管安置妥当，翻身后检查各管是否折曲、受压，注意保持导管通畅。

4. 为手术后患者翻身时，应检查敷料是否脱落，如分泌物浸湿敷料，应先更换再行翻身。颅脑手术后，头部翻转过剧可引起脑疝，故只能卧于健侧或平卧；颈椎骨折行颅骨牵引者，翻身时不可放松牵引；石膏固定和伤口较大的患者，翻身时应将患处放于适当位置，防止受压。

5. 操作时，应遵循节力原则。

第三节　保护具的应用

保护具是用来限制患者身体全部或某部分的活动，以达到维护患者安全与治疗效果的各种器具。

一、目的

防止年幼、高热、谵妄、昏迷、躁动及危重患者，因虚弱、意识不清或其他原因，而发生坠床、撞伤及抓伤等意外，确保患者安全和治疗、护理的顺利进行。

二、用物

酌情准备床档、约束带、支被架、衬垫等。

三、方法

（一）床档

用以预防患者坠床。有多功能床档、半自动床档和木杆床档。

（二）约束带

用于躁动不安患者或精神病患者，限制其身体及四肢的活动。

1. 宽绷带约束

常用于固定手腕及踝部。先用衬垫包裹手腕或踝部，再用宽绷带打成双套结（图 3 – 13），套在衬垫外稍拉紧，使不脱出（以不影响肢体血循环为度），然后将绷带固定于床沿上。

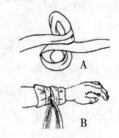

图 3 – 13　宽绷带约束法

2. 肩部约束带

常用于固定肩部，限制患者坐起。肩部约束带用布制成，宽 8 cm、长 12 cm，一端制成袖筒。（图 3 – 14）操作时，将患者两侧肩部套进袖筒，腋窝放衬垫，两袖筒上的细带子在胸前打结固定，将下面两条较宽的长带系于床头。（图 3 – 15）亦可将大单斜折成长条，以做肩部约束。（图 3 – 16）

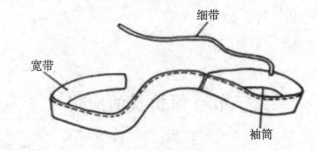

图 3 – 14　肩部约束带

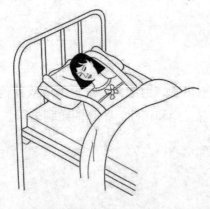

图 3 – 15　肩部约束带固定法

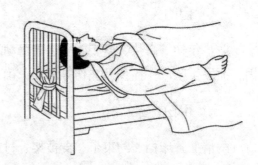

图 3 – 16　肩部大单固定法

3. 膝部约束带

常用于固定膝部，限制患者下肢活动。膝部约束带宽 10 cm、长 280 cm，用布制成。（图 3 – 17）操作时，两膝垫衬垫，将约束带横放于两膝上，宽带下的两头

带各缚住一侧膝关节，然后将宽带两端系于床沿。（图3-18）亦可用大单进行固定。（图3-19）

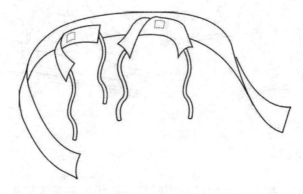

图3-17 膝部约束带

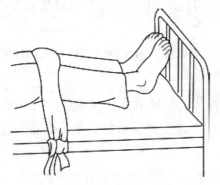

图3-18 膝部约束带固定法

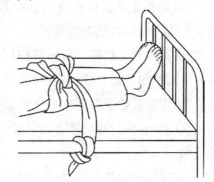

图3-19 膝部大单固定法

4. 尼龙搭扣约束带

常用于固定手腕、上臂、踝部、膝部。此约束带由尼龙搭扣和宽布带构成。操作时，将约束带置于关节处，被约束部位垫衬垫，松紧度要适宜，对合尼龙搭扣后将带子系于床沿。若无上述特制的约束带，可用大单代替，固定双肩和膝关节。

（三）支被架

用于肢体瘫痪或极度衰竭者，防止盖被压迫肢体而造成不适或影响肢体的功能位置造成永久性伤害，也可用于烧伤患者的暴露疗法需要保暖时。（图3-20）

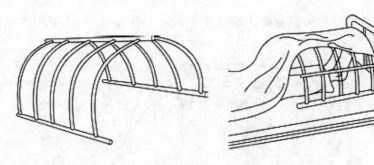

图 3 - 20　支被架

四、注意事项

1. 严格掌握应用指征，可用可不用时尽量不用，注意维护患者自尊。

2. 向患者及家属解释使用保护具的原因、目的、方法，以取得理解和配合，使之获得使用保护具的有关知识。

3. 保护性制动措施只宜短期应用，每 2 小时解开、放松约束带一次，同时须注意患者的卧位舒适，要经常更换体位。

4. 使用时若处于肢体功能位置，必须垫衬垫，松紧适宜。密切观察约束带部位的皮肤颜色，若发现肢体苍白、麻木、冰冷时，应立即放松约束带，必要时进行局部按摩。

5. 记录使用保护具的原因、时间、观察结果、护理措施及解除约束的时间。

复习思考题

1. 哪些患者应采取半坐位？为什么？

2. 应用保护具应注意哪些问题？

3. 阐述休克卧位的临床意义。

生命体征的观察及测量技术

体温、脉搏、呼吸和血压是机体内在活动的客观反映，是衡量机体状况的可靠指标，临床称为生命体征。正常情况下人的生命体征在一定范围内相对稳定且相互之间有一定的联系，而在病理情况下其变化极其敏感。通过对生命体征的观察，可了解疾病的发生、发展及转归，为预防、诊断、治疗疾病提供可靠依据。因此，作为医务工作者必须掌握其基本技能。

第一节　体温的观察与测量技术

体温一般是指人体内部（胸腔、腹腔和中枢神经）的温度，又称体核温度，温度较高且相对稳定；皮肤温度又称体表温度，因受外界环境温度的影响，各部位体表温度相差显著且低于体核温度。

一、正常体温与生理性变化

（一）正常体温

正常体温是一个温度范围（表4-1），而不是一个具体的温度点。临床上通常以测量口腔、腋下和直肠的温度为标准。

体温以摄氏温度（℃）和华氏温度（℉）来表示，℃与℉的换算公式为：

$$℃ = （℉ - 32）×5/9$$

$$℉ = ℃ ×9/5 + 32$$

表4-1　正常成人体温正常范围及平均值

部　位	正常范围（℃）	平均温度（℃）
口　温	36.3 ~ 37.2	37.0
腋　温	36.0 ~ 37.0	36.5
肛　温	36.5 ~ 37.7	37.5

（二）生理性变化

体温并不是固定不变的，而是受许多生理因素的影响在一定范围内波动，波动范围一般不超过 0.5℃～1.0℃，影响体温的生理因素有：

1. 昼夜差异

正常人的体温在 24 小时内呈周期性变化，清晨 2～6 时最低，下午 2～8 时最高。这种昼夜的节律波动，可能与人体活动、代谢的相应周期性变化有关。如长期从事夜间工作的人员，可出现夜间体温上升、日间体温下降的现象。

2. 年龄

不同的年龄由于基础代谢水平不同，体温也有所差异。一般儿童体温略高于成人，老年人体温偏低。新生儿尤其是早产儿，由于体温调节中枢尚未发育完善，调节功能差，体温容易受环境温度的影响而变动；儿童新陈代谢旺盛，体温略高于成人；老年人代谢率低，血液循环慢，活动量少，因此体温为正常范围内的低值。

3. 性别

一般女性基础体温略高于同龄男性，约高 0.3℃。成年女子的基础体温随月经周期发生规律性变化，月经前期较高，随月经来潮下降 0.2℃～0.3℃，月经后期处于较低的水平，排卵日最低，而后体温恢复到月经前期较高的水平。这与体内孕激素水平周期性变化有关。

4. 饮食

饥饿、进食时，体温会下降；进食后，由于食物特殊动力作用，可使体温暂时升高 0.3℃左右。

5. 活动

活动可使骨骼肌紧张并强烈收缩，产热增加，体温升高。

6. 药物

如麻醉药可抑制体温调节中枢而降低体温，所以麻醉手术时或术后一段时间，应注意病人的保暖。

此外，环境温度、情绪激动、精神紧张等都会对体温产生影响。

二、异常体温的观察与处理

（一）体温过高

体温过高又称发热，是致热源作用调节中枢或体温调节中枢功能障碍等原因导致体温超过正常范围。发热是临床常见的症状，可分为感染性发热和非感染性发热两类。感染性发热较多见，主要由各种病原体如细菌、病毒、真菌、寄生虫等感染引起的发热。非感染性发热包括体温调节中枢功能障碍引起的中枢性发热（中暑、脑出血、脑震荡、颅骨骨折等引起的发热）、变态反应性发热（风湿热、药物热、输液反应等引起的发热）等。

1. 发热的程度判断

以口腔温度为例，发热可划分为：

（1）低热：37.3℃～37.9℃。如结核病、风湿热。

（2）中等热：38.0℃～38.9℃。如一般感染性疾病。

（3）高热：39.0℃～40.9℃。如急性感染。

（4）超高热：41℃以上。如中暑。

2. 发热的过程

一般分为3个阶段：

（1）体温上升期：特点是产热大于散热。患者主要表现：皮肤苍白、干燥无汗、畏寒、疲乏不适，有时伴有寒战。体温上升方式：骤升和渐升。骤升是体温突然升高，在数小时内升至高峰，常伴有寒战，如肺炎球菌肺炎、疟疾等；渐升是指体温逐渐上升，数日内达高峰，如伤寒等。

（2）高热持续期：特点是产热和散热在较高水平上趋于平衡。患者主要表现：颜面潮红、皮肤灼热、口唇、皮肤干燥；呼吸加深加快；心率增快；头痛、头晕甚至惊厥、谵妄；食欲不振、恶心、呕吐、腹胀、全身不适、软弱无力。发热持续数小时、数天甚至数周，因疾病及治疗效果而异。

（3）退热期：特点是散热大于产热，体温恢复至正常水平。患者主要表现：大量出汗、皮肤潮湿。退热方式：骤退和渐退。骤退是指体温在数小时内降至正常，见于大叶性肺炎；渐退指体温在数日内降至正常。高热骤退时，由于大量出汗而丧失大量液体，对于年老体弱和心血管患者易出现血压下降、脉搏细速、四肢厥冷等虚脱或休克现象，医护人员必须加强观察。

3. 热型

将不同时间内测得的体温数值绘制在体温单上，就构成了体温曲线，各种体温曲线的形态称为热型。某些发热性疾病具有独特的热型，通过观察可协助疾病的诊断。（图4-1）

（1）稽留热：体温持续在39.0℃～40.0℃范围，达数日或数周，日差不超过1℃。见于肺炎球菌性肺炎、伤寒等患者。

（2）弛张热：体温在39℃以上，但波动范围大，日差超过1℃，体温最低时仍高于正常水平。常见于败血症、风湿热、严重化脓性感染等患者。

（3）间歇热：体温骤然升高至39.0℃以上，持续数小时或更长时间，然后下降至正常或正常以下，间歇数小时、1天、2天不等，又反复发作。即高热与正常体温交替有规律地反复出现。常见于疟疾等患者。

（4）不规则热：发热无一定规律，且持续时间不定。常见于流行性感冒、癌性发热、风湿热等患者。

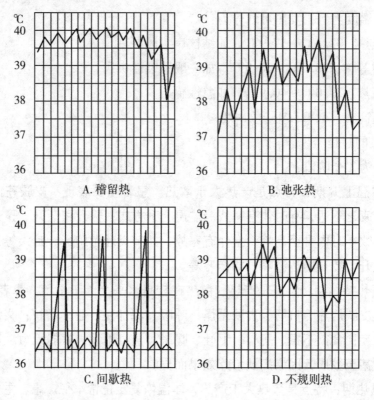

图 4-1　常见热型

4. 高热患者的处理

（1）密切观察病情：高热患者应每 4 h 测量体温一次，待体温恢复正常 3 天后，改为每日 2 次。

（2）降温：可选用物理降温或药物降温方法。物理和药物降温 30 min 后应测量体温一次，并做好记录和交班。

（3）饮食调护：给予患者高热量、高蛋白、高维生素易消化的流质或半流质食物。鼓励患者多饮水，必要时协助喂水。不能进食者，给予静脉输液或鼻饲，以补充消耗的大量水分，并促进毒素和代谢产物的排出。

（4）促进舒适和预防并发症：高热患者应绝对卧床休息，以减少消耗。应为患者安置舒适体位、室温适宜、环境安静、空气流通，以保证患者能安静休息；发热患者由于机体抵抗力下降，且唾液分泌减少，口腔黏膜干燥，易引起口腔溃疡、炎症及口臭等并发症的发生，护士应在清晨、餐后、睡前协助患者漱口，保持口腔清洁，使患者舒适，预防口腔并发症；应及时为高热患者擦干汗液，更换衣服和床单，保持皮肤的清洁、干燥，防止着凉和压疮等并发症的发生。

（5）加强心理护理：观察发热各阶段患者的心理状态，对体温的变化及伴随的症状予以耐心解释，尽量满足患者的需要，给予精神安慰，以缓解其焦虑、紧张的情绪。

（6）健康教育：与患者共同讨论分析发热原因及防护措施；教育患者加强营养、锻炼，以增强身体素质、提高防病能力。

（二）体温过低

体温在35℃以下称为体温过低，又称体温不升。多因体温调节中枢发育不完善、体温调节中枢功能受损或末梢循环不良，对外界环境温度变化不能自行调节所致。常见于早产儿，下丘脑受伤、重度营养不良、全身衰竭的危重患者。也见于处于低温环境、低温麻醉、药物中毒等状况的患者。

1. 临床分期（以口腔温度为标准）

轻度：32℃～35℃。

中度：30℃～32℃。

重度：<30℃，可有瞳孔散大，对光反射消失。

致死温度：23℃～25℃。

2. 临床表现

皮肤苍白、四肢冰冷、口唇和耳垂呈紫色、轻度颤抖、心跳呼吸减慢、血压降低、脉搏细弱、尿量减少、感觉和反应迟钝，甚至昏迷。

3. 处理

（1）密切观察病情：持续检测体温的变化，至少每小时测量一次，直至体温恢复正常并稳定，同时注意呼吸、脉搏、血压的变化。

（2）保暖措施：提供合适的环境温度，以24℃左右为宜，新生儿可置温箱中；可给予毛毯、棉被、热水袋、电热毯等防止机体散热；给予温热饮料，提高机体温度。

（3）积极进行病因治疗，去除引起体温过低的原因。

（4）心理护理：多与患者接触，及时发现其情绪的变化，做好心理护理，同时加强健康教育。

（5）做好抢救准备。

三、 测量体温的技术

（一）体温计的种类

1. 玻璃汞柱体温计

又称水银体温计，是临床上最常用的体温计。分口表、肛表、腋表三种。（图 4 - 2）

水银体温计的刻度是 35.0℃ ~ 42.0℃，每 1℃ 之间分成 10 小格，每小格为 0.1℃，在 0.5℃ 和 1℃ 的刻度处用较粗长的线标记。在 37℃ 刻度处以红线标记，以示醒目。

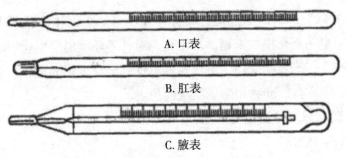

A. 口表

B. 肛表

C. 腋表

图 4 - 2 水银体温计

2. 电子体温计

采用电子感温探头来测量体温，温度值可直接由数字显示器显示，具有使用方便、测量准确、灵敏度高等特点。测温时，开启电源键，体温计自动校准，显示屏上出现"L℃"符号，将探头置于测温部位（可酌情选择口腔、腋下和直肠部位）。当蜂鸣器发出蜂鸣音后，再持续 3 s，即可读取所显示的体温值。（图 4 - 3）

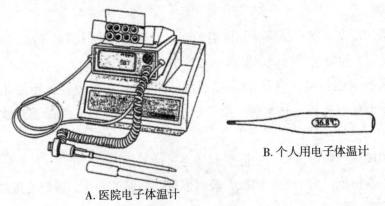

B. 个人用电子体温计

A. 医院电子体温计

图 4 - 3 电子体温计

3. 可弃式体温计

为一次性使用体温计，用后弃去。体温计内有若干对热敏感的化学指示点薄

片，在 45 s 内能随机体的温度而变色，当颜色点由白色变成蓝色或墨绿色时，即为所测得的体温值。(图 4 - 4)

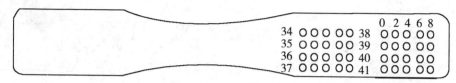

图 4 - 4　可弃式体温计

（二）体温计的消毒与检查

1. 体温计的消毒

体温计的消毒可选用 70% 乙醇、0.1% 过氧乙酸、含氯消毒剂或其他消毒溶液。

体温计使用后浸泡于消毒液内，30 min 后取出，用离心机甩下水银（35℃ 以下），再放入另一消毒液容器内 30 min 后取出，用冷开水冲洗，再用消毒纱布擦干，存放在清洁盒内备用。肛表与口表、腋表分开消毒。

2. 体温计的检查

为保证测量准确，要定期检查体温计。将全部体温计的水银甩在 35℃ 以下，同时放入 40℃（37℃~40℃）以下的水中，3 min 后取出检视。若误差在 0.2℃ 或以上、水银柱自动下降、玻璃管有裂缝则取出不用。

（三）测量体温的方法

1. 用物准备

测温盘内备一清洁干容器（内盛已消毒的体温计）、另备一盛有消毒液的容器（用于存放测温后污染的体温计）、消毒液纱布、弯盘、记录本、笔、有秒针的表；若测肛温，另备润滑剂（凡士林或液状石蜡油）、棉签、卫生纸。

2. 操作方法

（1）口腔测量法：嘱患者张口，将体温计汞端斜放于舌下热窝（图 4 - 5），嘱患者紧闭双唇，用鼻呼吸，勿用牙咬体温计。3 分钟后取出，擦净，检视记录，浸于消毒液容器中。

（2）腋下测量法：解开上衣，用干纱布擦干腋下汗液，将体温计汞端放于腋窝深处紧贴皮肤，指导患者屈臂过胸，夹紧体温计。（图 4 - 6）10 分钟后取出，擦净，检视记录，浸于消毒液容器中。

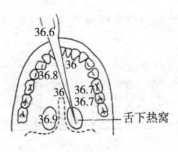

图 4－5　舌下热窝

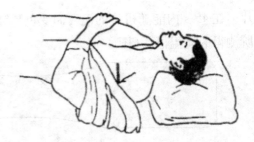

图 4－6　腋下测量法

（3）直肠测量法：患者取侧卧、俯卧或屈膝仰卧位，露出臀部。用润滑剂润滑肛表汞端，将体温计轻轻插入肛门 3～4 cm 并固定。3 min 后取出，擦净，另用卫生纸擦净肛门。协助患者取舒适体位，检视记录，浸于消毒液容器中。

3. 注意事项

（1）测体温前 30 min，患者应避免一些影响体温波动的因素，如进食、饮水、剧烈运动、沐浴、灌肠等。

（2）精神异常、昏迷、婴幼儿、口腔疾患、口鼻手术、张口呼吸者不宜采用口腔测量体温。

（3）如患者不慎咬破体温计，应立即清除玻璃碎屑，以免损伤唇、舌、口腔、食管、胃肠道黏膜。然后口服蛋清液或牛奶以延缓汞的吸收。病情允许者可服用膳食纤维食物，促进汞的排出。

（4）腋下有炎症、手术、肩关节受损或极度消瘦者不宜测腋温。

（5）腹泻、直肠或肛门手术、心肌梗死患者禁忌测肛温。

（6）发现体温和病情不相符时，应在病床旁检测，必要时进行对照测量。

第二节　脉搏的观察与测量技术

一、正常脉搏与生理性变化

（一）脉率

脉率是每分钟脉搏搏动的次数。正常成人在安静状态下脉率为 60～100 次/分。脉率可随多种因素而发生一定范围的波动。

1. 年龄

年龄越小，脉搏搏动得越快。一般幼儿的脉率比成人快，随年龄的增长而逐渐减慢，到高龄时又轻度增加。

2. 性别

同年龄的女性脉率较男性稍快，通常每分钟相差 7~8 次。

3. 活动、情绪

运动、情绪激动可使脉率增快；休息、睡眠时脉率减慢。

4. 药物、饮食

使用兴奋剂，饮用浓茶或咖啡可使脉率增快；使用镇静剂、洋地黄类药物，禁食，可使脉率减慢。

正常情况下，脉率和心率是一致的，脉率是心率的指示，当脉率微弱难以测定时，应测心率。

（二）脉律

脉律是指脉搏的节律，它反映了左心室的收缩情况。正常脉搏的跳动均匀规则，间隔时间相等。但在正常小儿、青年和部分成年人中，可出现吸气时脉搏增快，呼气时减慢，称窦性心律不齐，一般无临床意义。

（三）脉搏的强弱

脉搏的强弱取决于动脉充盈度和周围血管的阻力。正常情况下脉搏的强弱相同。

（四）动脉壁的情况

正常动脉壁光滑、柔软，并具有一定弹性。

二、异常脉搏的观察与处理

（一）异常脉搏的观察

1. 脉率异常

（1）速脉：指成人在安静状态下脉率超过 100 次/分，又称心动过速。常见于发热、甲状腺功能亢进、心力衰竭、休克等患者。

（2）缓脉：指成人在安静状态下脉率低于 60 次/分，又称心动过缓。常见于颅内压增高、房室传导阻滞、甲状腺功能减退等患者。

2. 脉律异常

脉搏的搏动不规则，间隔时间时长时短，称为脉律异常。

（1）间歇脉：在一系列正常规则的脉搏中，出现一次提前而较弱的脉搏，其后有一较正常延长的间歇（代偿间歇），称间歇脉，亦称过早搏动。常见于各种器质性心脏病、洋地黄中毒等病人。正常人在过度疲劳、精神紧张、体位改变时也偶尔出现间歇脉。如每隔一个或两个正常搏动后出现一次过早搏动，称二联律或三联律。

（2）脉搏短绌：在同一单位时间内脉率少于心率称脉搏短绌，亦称绌脉。其特点是心律完全不规则，心率快慢不一，心音强弱不等，脉搏细弱，极不规则。常见于心房纤颤的病人。

3. 脉搏强弱异常

（1）洪脉：当心输出量增加、动脉充盈度和脉压较大、外周阻力较低时，脉搏强大有力，称洪脉。见于高热、甲状腺功能亢进、主动脉瓣关闭不全的病人。

（2）丝脉：当心输出量减少、动脉充盈度降低、脉压小和外周阻力增高时，脉搏细弱无力，扪之如细丝，称丝脉，又称细脉。见于大出血、休克、主动脉瓣狭窄、全身衰竭的患者。

（3）水冲脉：脉搏骤起骤落，犹如潮水涨落，称为水冲脉。主要见于主动脉瓣关闭不全、甲状腺功能亢进、先天性动脉导管未闭和严重贫血的病人。

（4）交替脉：是指节律正常而强弱交替出现的脉搏。交替脉为左室衰竭的重要体征之一，由左室收缩力强弱交替引起。常见于患高血压性心脏病、急性心肌梗死和主动脉瓣关闭不全等病症的病人。

（5）奇脉：吸气时脉搏明显减弱或消失的现象称奇脉。常见于心包积液、缩窄性心包炎，是心包填塞的重要症状之一。

4. 动脉壁的异常

动脉硬化时，动脉管壁变硬，失去弹性，严重时可有动脉迂曲甚至有结节，诊脉时有紧张条索感，如按在琴弦上。

（二）脉搏异常的处理

1. 密切观察病情

加强脉搏监测，指导患者按时服药，观察用药的疗效及不良反应。

2. 心理护理

进行有针对性的心理护理，以缓解患者的紧张、恐惧情绪。

3. 治疗与休息

根据病情需要给患者吸氧，备齐抗心律失常的药物；指导患者卧床休息，以减少心肌耗氧量。

4. 健康教育

指导患者保持情绪稳定，戒除烟酒，食用清淡易消化之物，勿用力排便，介绍常用抗心律失常药物的不良反应及简单的急救技巧等。

三、 测量脉搏的技术

（一）脉搏的测量部位

凡浅表及靠近骨骼的大、中动脉均可作为测量脉搏的部位。临床上最常用的诊脉部位是桡动脉。

（二）测量脉搏的方法

1. 用物准备

记录本、笔、有秒针的表，必要时备听诊器。

2. 操作方法（以桡动脉为例）

（1）核对、解释，取得患者的合作。

（2）协助患者取坐位或卧位，手臂自然放于舒适位置，手腕伸展，掌心向上。

（3）测量者以食指、中指、无名指的指端按压在桡动脉上，压力以能清楚地触及脉搏搏动为宜。

（4）计数，正常脉搏测 30 s 乘以 2 即可。异常脉搏、危重患者应测 1 min。若脉搏细弱而触摸不清，可用听诊器测心率 1 min。

（5）如发现患者有细脉，应由 2 名测量者同时测量，一人听心率，另一人测脉率，由听心率者发出"起""停"口令，计数时长 1 min。（图 4 - 7）

（6）记录。

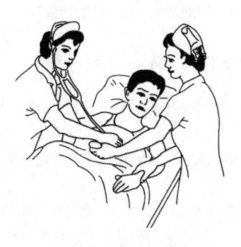

图 4 - 7 脉搏短绌测量法

3. 注意事项

（1）测量脉搏前 30 min，应避免各种影响患者脉率的因素，如有剧烈活动、哭闹、情绪激动等。

（2）不可用拇指诊脉，因拇指小动脉的搏动较强，易与患者的脉搏相混淆。

（3）为偏瘫患者测脉搏时，应选择健侧肢体。

（4）测脉率的同时，应注意脉搏强弱、节律、动脉壁弹性等，以便及时发现异常。

第三节　呼吸的观察与测量技术

人体在新陈代谢过程中，需要不断地从外界摄取氧气，并排出二氧化碳。这种机体与外界环境之间的气体交换过程，称为呼吸。呼吸的生理意义主要是维持机体内氧和二氧化碳含量的相对稳定，保证组织细胞代谢的正常进行。

一、正常呼吸与生理性变化

（一）正常呼吸

正常成人安静状态下呼吸频率为 16 ~ 20 次/分，节律规则，均匀无声且不费力。呼吸与脉搏的比例为 1:4，通常女性以胸式呼吸为主，男性及儿童以腹式呼吸为主。

（二）生理性变化

呼吸会受许多生理性因素的影响而在一定范围内波动。

1. 年龄

年龄越小，呼吸频率越快。如新生儿呼吸约为 44 次/分。

2. 性别

同年龄的女性呼吸频率比男性稍快。

3. 活动

剧烈活动可使呼吸加深加快，休息和睡眠时呼吸减慢。

4. 情绪

强烈的情绪变化，如恐惧、紧张、害怕、愤怒等可刺激呼吸中枢，导致呼吸加快或屏气。

5. 其他

环境温度升高或海拔增加，均可使呼吸加深加快。

二、异常呼吸的观察与处理

（一）呼吸异常的观察

1. 频率异常

（1）呼吸增快：指成人呼吸频率超过24次/分。见于有发热、疼痛、贫血、甲状腺功能亢进等症状的患者。一般体温升高1℃，呼吸大约可增加4次/分。

（2）呼吸减慢：指成人呼吸低于10次/分。见于出现颅内压增高、麻醉剂和巴比妥类药物中毒等症状的患者。

2. 节律异常

（1）潮式呼吸：又称陈-施呼吸，是一种由浅慢逐渐变为深快，然后由深快转为浅慢，随之出现一段呼吸暂停后，又开始重复上述变化的周期性呼吸。潮式呼吸的周期可长达30 s至2 min，暂停期可持续5～30 s。多见于中枢神经系统疾病，如脑炎、脑膜炎、颅内压增高、巴比妥类药物中毒等。

（2）间断呼吸：又称毕奥呼吸，是呼吸和呼吸暂停交替出现。表现为有规律的呼吸几次后，突然停止一段时间，又开始呼吸，如此周而复始。预后不良，常在临终前发生。

3. 深度异常

（1）深度呼吸：又称库斯莫氏呼吸，是一种深而规则的大呼吸。见于糖尿病酮症酸中毒和尿毒症酸中毒等。

（2）浅快呼吸：是一种浅表而不规则的呼吸，有时呈叹息样。见于呼吸肌麻痹、某些肺与胸膜疾病，如肺炎、胸膜炎、肋骨骨折等，也可见于濒死的患者。

4. 音响异常

（1）蝉鸣样呼吸：表现为吸气时有一种高音调似蝉鸣样的音响。多因声带附近阻塞，使空气进入发生困难所致，见于有喉头水肿、痉挛、喉头异物等症状的患者。

（2）鼾声呼吸：表现为呼气时发出粗糙的鼾声，由于气管或支气管内有较多的分泌物蓄积所致。多见于昏迷的患者。

5. 形态异常

（1）胸式呼吸减弱，腹式呼吸增强：正常情况下女性以胸式呼吸为主。当有胸部或肺部疾病时，如肺炎、胸膜炎、肋骨骨折、肋骨神经痛等，可使胸式呼吸减弱，腹式呼吸增强。

（2）腹式呼吸减弱，胸式呼吸增强：正常情况下成年男性及儿童以腹式呼吸为主。当有腹膜炎、大量腹水、腹腔内巨大肿瘤等情况时，由于膈肌下降受限，可使腹式呼吸减弱，胸式呼吸增强。

6. 呼吸困难

呼吸困难是指呼吸频率、节律和深浅度的异常。患者自感空气不足，呼吸费力，胸闷，不能平卧；可出现发绀、鼻翼扇动、张口耸肩、端坐呼吸，烦躁不安等表现。临床上可分为：

（1）吸气性呼吸困难：其特点是吸气显著困难、吸气时间延长，出现三凹征（吸气时胸骨上窝、锁骨上窝、肋间隙出现凹陷）。由于上呼吸道部分梗阻，气体进入肺部不畅，吸气时呼吸肌收缩，肺内负压极度增高所致。多见于有喉头水肿、气管、喉头异物等症状的患者。

（2）呼气性呼吸困难：其特点是呼气费力，呼气时间延长。由于下呼吸道部分梗阻、气流呼出不畅所致。多见于有支气管哮喘、阻塞性肺气肿等疾病的患者。

（3）混合性呼吸困难：其特点是吸气和呼气均感费力，呼吸频率快而表浅。由于广泛性肺部病变使呼吸面积减少，影响换气功能所致。多见于出现肺部感染，大量胸腔积液、气胸、肺不张等症状的患者。

（二）呼吸异常的处理

1. 心理护理

根据患者的不同心理状况给予针对性的心理护理，以消除患者的紧张、恐惧心理，主动配合治疗和护理。

2. 适当的休息

根据病情安置合适的体位、调节室内适宜的温湿度，保持空气清新，以保证患者的休息，减少耗氧量。

3. 吸氧

保持呼吸道的通畅，及时清除呼吸道分泌物，必要时给予吸痰。

4. 保证营养和水分的供给

选择易于咀嚼和吞咽的食物，注意患者对水分的需要。

5. 健康教育

指导患者进餐不宜过饱，避免食用产气食物，以免膈肌上抬影响呼吸。戒烟限酒，养成规律的生活习惯。教会患者有效咳嗽以保持呼吸道通畅的训练方法。

三、 测量呼吸的技术

（一）用物准备

有秒针的表、记录本、笔，必要时准备棉花。

（二）操作方法

1. 测量脉搏后，测量者仍保持诊脉手势，观察患者胸部或腹部起伏状况，以一起一伏为一次，计数 30 s，结果 ×2，即得呼吸频率。呼吸异常者或婴幼儿应测 1 min。

2. 危重病人呼吸微弱不易观察时，可用少许棉花置于患者鼻孔前，观察棉花纤维被吹动的次数，计数时长 1 min。

3. 记录呼吸。

（三）注意事项

1. 呼吸的频率和深度会受意识控制，计数呼吸时应避免患者察觉。

2. 若剧烈运动、情绪激动等，应休息 30 min，待安静、情绪稳定后再测量。

3. 婴幼儿因测量肛温常哭闹而影响呼吸测量的准确性，所以应首先测呼吸，再测其他生命体征。

4. 观察患者呼吸频率的同时，要观察患者呼吸的深度、节律、声响及有无呼吸困难的症状等。

第四节　血压的观察与测量技术

血压是血管内流动的血液对血管壁的侧压力，血压分动脉血压、静脉血压和毛细血管血压，一般所说的血压是指动脉血压。如无特别注明，均指肱动脉的血压。

心脏收缩时，动脉血压上升，达到最高值称为收缩压。心脏舒张时，动脉血压下降所达到的最低值称为舒张压。收缩压与舒张压之差称为脉压。

一、正常血压与生理性变化

（一）正常血压

正常成人血压比较稳定，其正常血压范围为：90 mmHg ≤ 收缩压 < 140 mmHg，60 mmHg ≤ 舒张压为 < 90 mmHg，脉压为 30～40 mmHg。

（二）生理性变化

正常人的血压经常在一个较小的范围内波动，保持着相对的恒定。但可因各种因素的影响而有所改变。

1. 年龄

血压随着年龄的增长而增高，以收缩压增高更为显著。（表4－2）

表4－2　各年龄组血压平均值

年龄	血压（mmHg）	年龄	血压（mmHg）
1个月	84/54	14～17岁	120/70
1岁	95/65	成年人	120/80
6岁	105/65	老年人	140～160/80～90
10～13岁	110/65		

2. 性别

更年期之前，女性血压略低于男性，更年期后血压又逐渐升高，差别较小。

3. 昼夜和睡眠

清晨起床前的血压最低，白天逐渐升高，傍晚血压值最高，夜间又会降低。睡眠不佳时，血压稍增高。

4. 部位

一般右上肢高于左上肢，下肢高于上肢。

5. 体位

一般站立血压高于坐位血压，坐位血压高于卧位血压。

6. 体型

高大、肥胖者血压较高。

7. 环境

寒冷环境血压可升高，高温环境血压可下降。

此外，情绪激动、剧烈运动、紧张、恐惧、兴奋、疼痛等均可使血压升高，此外，饮食、吸烟、饮酒药物对血压也会有一定的影响。

二、异常血压的观察与处理

（一）异常血压的观察

1. 高血压

高血压是指以体循环血压升高为主的一组综合征。高血压是最常见的心血管疾病。世界卫生组织高血压治疗指南对高血压的定义是：未服抗高血压药的情况下，成人收缩压≥140 mmHg和（或）舒张压≥90 mmHg。高血压绝大多数是原发性高血压，约5%继发于其他疾病，称为继发性或症状性高血压，如慢性肾炎等。

2. 低血压

收缩压低于90 mmHg、舒张压低于60 mmHg称为低血压。常见于休克、大量失血、心肌梗死等。

3. 脉压异常

（1）脉压增大：常见于主动脉瓣关闭不全、动脉硬化、甲状腺功能亢进等。

（2）脉压减小：常见于主动脉瓣狭窄、心包积液、缩窄性心包积液、末梢循环衰竭等。

（二）异常血压的处理

1. 观察病情

患者血压出现异常，应积极寻找原因，并密切监测血压，同时密切观察其他症状。

2. 心理护理

做好心理护理，保持情绪稳定。

3. 卧床休息

对血压较高的患者应让其卧床休息，指导患者按时服降压药，观察药物的不良反应。

4. 应急处理

对血压过低者，应迅速安置患者平卧位，针对病因及时处理，同时密切观察血压变化。

5. 健康教育

指导患者改变影响血压变化的不良生活习惯，养成规律的生活习惯，戒除烟酒，保持大便通畅，必要时给予通便剂，学会观察有无高血压并发症的先兆。

三、 测量血压的技术

（一）血压计的种类（图4-8）

1. 水银血压计

又称汞柱式血压计，由输气球、调节空气压力的阀门、袖带和水银测压计组成，分为台式和立式两种。袖带为长方形扁平的橡胶带，长24 cm，宽12 cm（小儿袖带宽度是其上臂周径的1/3～1/2），外层布套长48 cm。橡胶袋上有两根橡胶管，一根与输气球相连，另一根与压力表相接。测压计固定在盒盖内壁上有一根玻璃管，管面标有刻度0～300 mmHg，每小格为2 mmHg，玻璃管上端和大气相通，玻璃管下端和汞槽相通，汞槽内装有约60 g汞。特点是测量结果准确可靠，但体积较大且玻璃管易破裂。

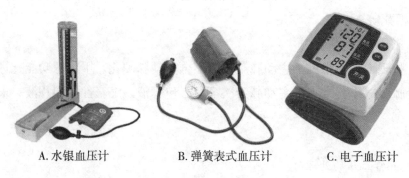

A.水银血压计   B.弹簧表式血压计   C.电子血压计

图 4 - 8   血压计的种类

2. 弹簧表式血压计

外形似表，呈圆盘状，正面盘上标有刻度及读数，盘中央有一指针，以指示血压数值。特点是携带方便，准确性差。

3. 电子血压计

袖带内有一换能器，具有自动采样、电脑控制数字运算、自动放气功能，收缩压、舒张压、脉搏的数值直接显示在显示屏上。特点是操作方便，清晰直观，排除听觉不灵敏、噪音干扰等造成的误差，但准确性差。

（二）测量血压的方法

1. 测量部位

常在上肢肘窝的肱动脉或下肢腘窝的腘动脉处。

2. 用物准备

血压计、听诊器、记录本、笔。

3. 操作方法（以上肢肱动脉血压测量为例）

（1）操作前准备：备齐用物并检查血压计、听诊器是否完好。核对确认患者，询问其 30 min 内有无剧烈活动、情绪激动、进食等影响血压的因素。

（2）选取体位：患者取坐位或仰卧位，使肱动脉与心脏在同一水平。坐位时，平第 4 肋软骨；仰卧位时，平腋中线。

（3）缠袖带：卷袖、露上臂，掌心向上，肘部伸直。放平血压计，开启水银槽开关，驱尽袖带内空气，平整地缠于上臂中部，袖带下缘距肘窝 2 ~ 3 cm，松紧以能放入一指为宜。

（4）测血压：戴听诊器，将胸件置肱动脉搏动最明显处，以一手固定，另一手关闭输气球气门，注气至肱动脉搏动音消失再升高 20 ~ 30 mmHg，以 4 mmHg/s 的速度缓慢放气，同时注意动脉搏动时汞柱所指刻度，当听到第一声搏动音时汞柱所指的刻度为收缩压；当搏动音突然变弱或消失时，汞柱所指的刻度为舒张压。

（5）整理归位：测量后，排尽袖带内空气，解下袖带整理好放入盒内，将盒盖右倾45°，使汞全部流入槽内，关闭汞槽开关，盖上盒盖。协助患者穿衣，安置舒适卧位。

（6）记录血压值。

4. 注意事项

（1）需密切观察被测血压者，应做到四定：定时间、定部位、定体位、定血压计。

（2）为偏瘫、肢体外伤、手术的病人测量血压时，应选择健侧肢体。

（3）当发现血压听不清或异常时，应重复测量。先将袖带内气体驱尽，使汞柱降至"0"点，稍等片刻再行第二次测量，取其最低值。

（4）世界卫生组织规定，以动脉搏动音消失的值为舒张压。当变音和消失音有差异时，应记录两个读数，即变音（消失音）数值。如120/（70~40）mmHg。

（5）掌握正确的测量血压方法，防止误差产生。影响血压测量值的物理因素有袖带宽窄、袖带松紧、肱动脉位置和水银是否充足等。

复习思考题

1. 发热分哪几个阶段？各有什么特点？
2. 解释概念：间歇脉、高血压、潮式呼吸。
3. 测量血压时，血压值易出现误差的因素有哪些？

注射法是将一定量的无菌药液或生物制剂注入人体，以达到预防、诊断、治疗疾病的目的的方法。常用注射法有皮内注射、皮下注射、肌内注射和静脉注射。

第一节　注射的基本知识

一、注射原则

（一）严格遵守无菌操作原则

1. 注射环境要保持清洁，无尘埃飞扬。

2. 操作前必须洗手、戴口罩，保持衣帽整洁。

3. 注射部位皮肤严格消毒。用0.5%的碘伏以注射点为中心向外螺旋式旋转涂擦，直径在5 cm以上，涂擦两遍。如使用2%碘酊棉签消毒，待干后，用70%乙醇脱碘，待乙醇挥发后即可注射。

4. 注射器空筒的内壁、活塞、乳头和针头的针梗、针尖、针栓内壁必须保持无菌。

（二）严格执行查对制度

1. 严格执行"三查八对"制度。

2. 认真检查药液质量，如发现药液有变色、混浊、沉淀、安瓿有裂隙或药物有效期已过，均不能使用。

3. 如同时注射多种药物时，应核对药物有无配伍禁忌。

（三）严格执行消毒隔离制度

1. 注射时做到一人一套物品：包括注射器、针头、止血带、小垫枕。所有物品须按消毒隔离制度处理。

2. 对一次性物品应按规定处理，不可随意丢弃。将用过的注射器针头和输液器针头按损伤性废弃物处理，拧下后放锐器盒中盖严，盛满后集中焚烧；注射器空筒与活塞分离，输液管毁形后集中装在医疗垃圾袋中按感染性废弃物处理。

（四）选择合适的注射器与针头

根据药液量、黏稠度、刺激性强弱、注射方法及患者个体情况，选择合适的注射器和针头。一次性注射器的包装应密封且在有效期内。

（五）选择合适的注射部位

注射部位应避开血管神经，不可在局部有硬结、损伤、炎症、瘢痕或患皮肤病处进针。需长期注射的患者，应注意有计划地更换注射部位。

（六）注射的药液应现配现用

注射药液应现配现用，以防药物效价降低或污染。

（七）排空气

注射前必须排尽注射器内的空气，以防空气进入血管形成空气栓塞。排气时要避免浪费药液。

（八）检查回血

进针后注射药液前，应抽动注射器活塞，检查有无回血。动静脉注射必须见回血方可注入药物；皮下注射、肌内注射如发现有回血，应拔出针头，重新进针，不可将药液注入血管内。

（九）熟练掌握无痛注射技术

1. 消除患者的思想顾虑，分散其注意力，帮助患者取舒适体位，使肌肉放松，便于进针。

2. 注射时做到"两快一慢"，即进针快、拔针快，推药速度慢而均匀。

3. 注射刺激性强的药物，选择细长针头，进针深，以免引起硬结和疼痛。

4. 同时注射多种药物，先注射刺激性弱的药物，再注射刺激性强的药物，同时要注意配伍禁忌。

二、用物准备

（一）注射盘

1. 皮肤消毒液

2%碘酊和70%乙醇，或0.5%碘伏。

2. 其他用物

砂轮、棉签、弯盘、无菌纱布，盛在无菌容器内。静脉注射时备止血带和塑料小枕。

（二）注射器与针头

目前临床使用的注射器有玻璃注射器和一次性使用的塑料注射器两种。（图5-1）

1. 注射器

（1）构造：由空筒和活塞两部分组成。

（2）规格：1 ml、2 ml、5 ml、10 ml、20 ml、30 ml、50 ml、100 ml。共8种。

2. 针头

（1）构造：针尖、针梗、针栓。

（2）型号：4号、4.5号、5号、5.5号、6号、6.5号、7号、8号、9号等。

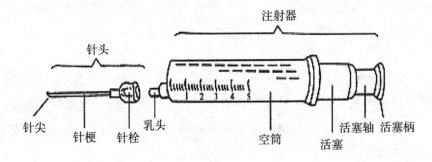

图5-1　注射器及针头构造

（三）注射药物

根据医嘱准备。常用的有溶液、混悬液、油剂、结晶、粉剂等。

三、药液抽吸法

（一）自安瓿内吸取药液法

1. 严格查对。

2. 消毒及折断安瓿。将安瓿尖端药液弹至体部，用70%乙醇棉球消毒安瓿颈部及砂轮，在安瓿颈部划一锯痕，重新消毒，拭去细屑用棉球按住颈部，折断安瓿（安瓿颈部若有蓝色标记，用无菌纱布按住颈部，折断安瓿）。

3. 抽吸药液。将针头斜面向下放入安瓿的液面以下，抽吸药液。（图 5-2、5-3）吸药时不得用手握住活塞，只能持活塞柄。

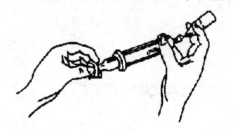 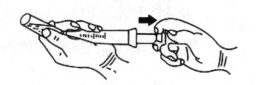

图 5-2 自小安瓿内吸取药液　　　　　图 5-3 自大安瓿内吸取药液

4. 排空气。将针头垂直向上，轻拉活塞，使针头中的药液流入注射器内，使气泡聚集在乳头处，轻推活塞，驱出气体。再次查对后将安瓿套在针头上备用。

（二）自密封瓶内吸取药液法

1. 严格查对。

2. 去铝盖、消毒。除去铝盖的中心部分，常规消毒瓶塞，待干。

3. 抽吸药液。将针头插入瓶内，注入所需药液等量的空气（增加瓶内压力，避免形成负压），倒转药瓶及注射器，使针尖在液面以下，吸取所需药量，以食指固定针栓拔出针头。（图 5-4）

4. 排空气。排尽注射器内空气，再次查对。

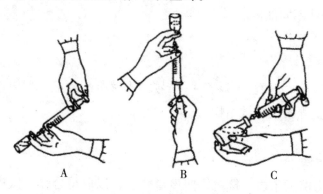

图 5-4 自密封瓶内吸取药液

（三）吸取结晶、粉剂或油剂注射剂法

结晶、粉剂用无菌生理盐水或注射用水（或专用溶剂）溶化，待充分溶解后吸取。混悬液应先摇匀再吸药。油剂可先用双手对搓药瓶后再抽吸。油剂及混悬剂抽吸时应选用规格稍大的针头。

第二节 各种注射法

一、皮内注射法 （ID）

皮内注射法是将少量药液或生物制剂注入表皮与真皮之间的方法。

（一）目的

1. 用于各种药物过敏试验。

2. 预防接种。

3. 局部麻醉的先驱步骤。

（二）部位

1. 过敏试验

取前臂掌侧下段，因该处皮肤较薄，皮肤颜色较淡，易于注射，便于观察和判断局部的反应。

2. 预防接种

常选用三角肌下缘部位注射，如卡介苗、百日咳疫苗等。

3. 局部麻醉

根据情况选择不同部位。

（三）用物准备

注射盘内加 1 ml 无菌注射器和 4 ~ 5 号针头及所需药液；如为过敏试验，需准备 0.1% 盐酸肾上腺素及急救用物。

（四）操作方法

1. 备齐用物携至床边，核对，向患者解释，以取得合作。做皮试前，应详细询问有无过敏史、用药史、家族史，如对注射的药液有过敏史，则不能做皮试。

2. 用 1 ml 注射器及针头，抽取药液，排尽空气。

3. 选择注射部位，用 70% 酒精棉签消毒皮肤待

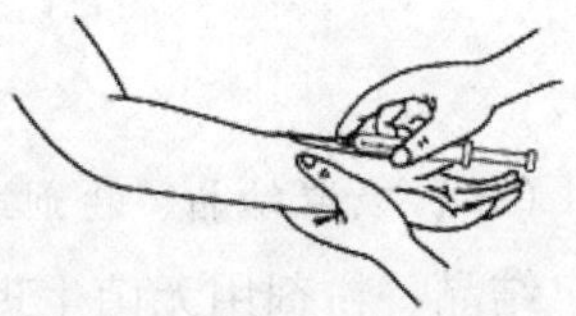

图 5-5 皮内注射

干，左手绷紧皮肤，右手以平执式持注射器，使针头斜面向上，和皮肤呈5°角刺入皮内。（图5-5）待针头斜面全部进入皮内后，放平注射器，注入药液0.1 ml（药量要准确），使局部形成一圆形隆起的皮丘，皮肤变白，毛孔变大。

4. 注射完毕，迅速拔出针头，切勿按揉，清理用物，按时观察反应。

5. 如需对照试验，在对侧前臂相同部位注入0.1 ml生理盐水，20 min后观察结果。

（五）注意事项

皮肤消毒忌用碘类消毒剂，进针勿过深，药量要准确，拔针勿按压，以免影响结果的观察。患者20 min内不得离开病房，不可剧烈活动，如有不适应立即告知医护人员。

二、皮下注射法 （H）

皮下注射法是将少量药液或生物制剂注入皮下组织的方法。

（一）目的

1. 需迅速达到药效、不能或不宜经口服给药时采用。如胰岛素口服在胃肠道内易被消化酶破坏，失去作用，而采用皮下注射则可以迅速被吸收。

2. 局部麻醉用药或术前供药。

3. 预防接种，如各种菌苗、疫苗的接种。

（二）部位

上臂三角肌下缘、上臂外侧、腹部、后背及大腿外侧。（图5-6）

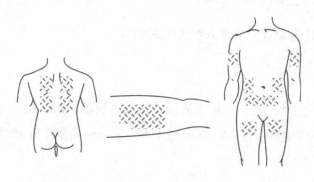

图5-6 皮下注射部位

（三）用物准备

注射盘内加1 ml、2 ml无菌注射器和5.5～6号针头及所需药液。

（四）操作方法

1. 备齐用物携至床边，核对，向患者解释，以取得合作。选择注射部位，用2%碘酊和70%酒精进行皮肤消毒，待干。

2. 将药液吸入注射器，排尽空气，左手绷紧皮肤，右手持注射器，食指固定针栓，针头斜面向上和皮肤呈30°～40°角，过瘦者可捏起注射部位（图5－7），迅速刺入针头的1/2～2/3，松开左手，固定针栓，抽吸无回血，即可推注药液。

3. 注射完毕，用无菌干棉签轻按针刺处，快速拔针，安置患者舒适体位，清理用物。

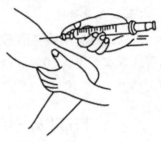

图5－7　皮下注射

（五）注意事项

1. 针头刺入角度不宜大于45°，以免刺入肌层。

2. 尽量避免应用对皮肤有刺激作用的药物做皮下注射。

3. 需长期做皮下注射的患者，应有计划更换注射部位，轮流注射，以利于药物吸收。

4. 注射少于1 ml的药液，必须用1 ml注射器，以保证注入药液剂量准确。

5. 三角肌下缘注射时，应偏向外侧，避免药液刺激三角肌，影响手臂活动。

三、肌内注射法 （IM或im）

肌内注射法是将少量药液注入肌肉组织的方法。

（一）目的

1. 和"皮下注射"同，注射刺激性较强或药量较大的药物。

2. 不宜或不能做静脉注射，要求比皮下注射更迅速发生疗效者。

（二）部位

一般应选择肌肉较厚，离大神经、大血管较远的部位。其中以臀大肌为最常用，其次为臀中肌、臀小肌、股外侧及上臂三角肌。

1. 臀大肌注射定位法

（1）"十"字法：以臀裂顶点向左或右画一水平线，从髂嵴最高点作一垂直平分线，将臀部分为4个象限，其外上象限并避开内角（从髂后上棘至大转子连线）即为注射区。（图5-8）

（2）连线法：取髂前上棘和尾骨连线的外上三分之一处为注射部位。（图5-8）

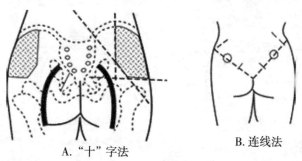

A. "十"字法　　　　　B. 连线法

图5-8　臀大肌注射定位

2. 臀中肌、臀小肌注射定位法

（1）以食指尖和中指尖分别置于髂前上棘和髂嵴下缘处，这样髂嵴、食指、中指便构成一个三角形，注射部位在食指与中指构成的角内。此处血管、神经较少，且脂肪组织也较薄，故被广泛使用。

（2）以髂前上棘外侧3横指处（以患者自体手指宽度）为标准。

为使臀部肌肉松弛，可取以下各种体位：

侧卧位：上腿伸直，下腿稍弯曲。

俯卧位：足尖相对，足跟分开。

仰卧位：使药液注入臀中肌或臀小肌内，常用于病情危重及不能翻身的患者。

坐位：可供臀部注射，也可以在上臂三角肌注射。坐位椅要稍高，便于操作。

3. 股外侧肌注射定位法

大腿中段外侧，膝上10 cm，髋关节下10 cm处，约7.5 cm宽。此区大血管、神经干很少通过，部位较广，适用于多次注射者。

4. 上臂三角肌注射定位法

上臂外侧，自肩峰下2～3指。此处肌肉较少，只能做少剂量注射。

（三）用物准备

注射盘内加2 ml、5 ml无菌注射器和6～7号针头及所需药液。

（四）操作方法

1. 备齐用物携至床边，核对，向患者解释，以取得合作。选择注射部位，用

2%碘酊和70%酒精进行皮肤消毒，待干。

2. 将药液吸入注射器，排尽空气，左手绷紧皮肤，右手持注射器，如握笔姿势，中指固定针栓，针头与注射部位呈90°，快速刺入肌肉内。一般进针2.5~3 cm（消瘦者及儿童酌减）。松开左手，固定针栓，抽吸无回血，即可推注药液。（图5-9）

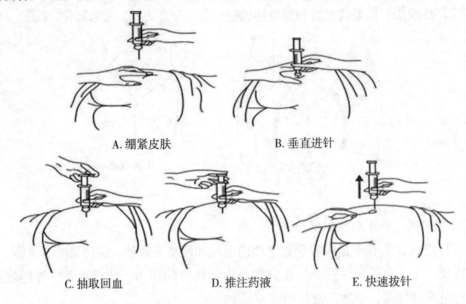

A.绷紧皮肤　　　　　　　　B.垂直进针

C.抽取回血　　　　　D.推注药液　　　　　E.快速拔针

图5-9　肌内注射

3. 注射完毕，用无菌干棉签轻按针刺处，快速拔针，安置患者舒适体位，清理用物。

（五）注意事项

1. 切勿把针梗全部刺入，以防针梗从根部折断。

2. 两种药液同时注射时，要注意配伍禁忌；需长期做肌肉注射者，注射部位应交替更换，避免出现硬结。

3. 2岁以内婴幼儿不宜选用臀大肌注射，因有损伤坐骨神经的危险，幼儿在未能独自走路前，其臀部肌肉发育不好，应选用臀中肌、臀小肌处注射。

四、静脉注射法（IV或iv）

静脉注射是由静脉注入无菌药液的方法。

（一）目的

1. 药物不宜口服、皮下或肌内注射，需迅速发生药效时，可采用静脉注射法。

2. 药物因浓度高、刺激性大、量多而不宜采取其他注射方法。

3. 做诊断、试验检查时，由静脉注入药物，如为肝、肾、胆囊等X线摄片。

4. 输液和输血。

5. 用于静脉营养治疗。

(二) 部位

常用的有肘窝的贵要静脉、正中静脉、头静脉，或手背、足背、踝部等处浅静脉。(图5-10)

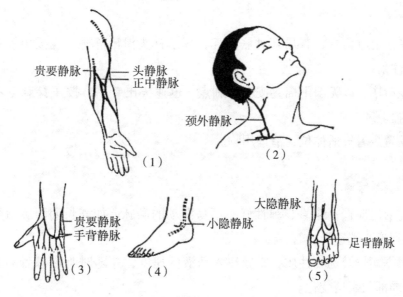

图5-10 常用静脉注射部位

(三) 用物准备

注射盘内加无菌注射器（根据药液量选择），6~7号针头或用头皮针，止血带，塑料小枕，及所需药液。

(四) 操作方法

1. 备齐用物携至床边，核对，向患者解释，以取得合作。

2. 用注射器吸取药液，排尽空气，套上安瓿。

3. 选择合适静脉，以手指探明静脉方向及深浅，在穿刺部位的肢体下垫塑料小枕，在穿刺部位的上方（近心端）约6 cm处扎紧止血带，用2%碘酊消毒皮肤，待干后以70%酒精脱碘，嘱患者握拳，使静脉充盈。

4. 穿刺时，以左手拇指绷紧静脉下端皮肤，使其固定，右手持注射器，针头斜面向上，针头和皮肤呈20°~25°角，由静脉上方或侧方刺入皮下（图5-11），再沿静脉方向潜行刺入。见回血，证实针头已入静脉，可再顺静脉进针少许，松开止血带，嘱患者松拳，固定针头，缓慢注入药液。

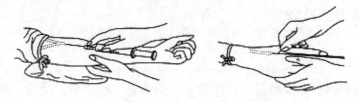

图 5 – 11 静脉注射进针法

5. 在注射过程中，若局部肿胀疼痛，提示针头滑出静脉，应拔出针头，更换部位重新注射。

6. 注射毕，以无菌干棉签按压穿刺点，迅速拔出针头，按压穿刺点片刻以制止局部渗血。

7. 安置患者舒适体位，清理用物。

（五）注意事项

1. 注射时应选择粗直、弹性好、不易滑动的静脉。如需长期静脉给药者，应由远心端到近心端选择血管。

2. 根据病情及药物性质，掌握注入药液的速度，并随时听取患者的主诉，并注意观察局部及病情变化。

3. 对组织有强烈刺激的药物，注射前应先做穿刺，注入少量等渗盐水，证实针头确在血管内，再推注药物，以防药液外溢于组织内而导致坏死。

（六）静脉注射常见失败的原因

1. 针头斜面一半在血管内，一半在血管外，回血断断续续，注药时溢出至皮下，皮肤隆起，患者局部疼痛。

2. 针头刺入较深，斜面一半穿破对侧血管壁，见有回血，但推药不畅，部分药液溢出至深层组织。

3. 针头刺入过深，穿透对侧血管壁，药物注入深部组织，有痛感，没有血，如只推注少量药液，局部不一定隆起。

4. 针头刺入过浅，针头未刺入血管，表现为抽吸无回血，推注药液后局部隆起，患者有痛感。

复习思考题

1. 阐述注射原则。
2. 臀大肌注射如何定位?
3. 静脉注射失败的原因有哪些?

临床上在使用某些药物时，对某些过敏体质的患者，可引起不同程度的过敏反应，甚至发生过敏性休克，如不及时抢救可能会危及生命。因此，在使用可发生过敏反应的药物前，除详细询问患者的用药史、过敏史外，还须做药物过敏试验，以防意外的发生。

药物过敏试验是以微量的药液进行皮内注射、皮肤划痕、口服等，通过用药局部和全身的观察，判断患者对某种药物是否过敏，从而决定能否使用这种药物的方法。

第一节　青霉素过敏试验法及过敏反应的处理

青霉素具有杀菌力强、毒性低的特点，临床应用广泛。但青霉素易致过敏反应，人群中有 5% ~6% 对青霉素过敏，而且任何年龄、任何剂型和剂量、任何给药途径，均可发生过敏反应。因此，在使用各种青霉素前都应先做过敏试验，试验结果阴性者方可用药。

一、 过敏反应的原因

过敏反应系抗原与抗体在致敏细胞上相互作用后引起组织损伤和生理功能紊乱。青霉素 G 本身不具有抗原性，其降解产物青霉噻唑和青霉烯酸与组织蛋白结合成全抗原青霉噻唑蛋白，刺激机体产生特异性抗体 IgE，IgE 黏附于机体某些组织，如皮肤、鼻、咽、喉、声带、支气管等黏膜下微血管周围的肥大细胞和血液中的嗜碱粒细胞表面，使机体呈致敏状态。当具有过敏体质的人再次接触同种抗原后，即与特异性抗体（IgE）结合，发生抗原抗体反应，导致肥大细胞和嗜碱粒细胞破裂脱颗粒，释放组胺、缓激肽、5 - 羟色胺等血管活性物质。这些物质作用于效应器官, 使平滑肌痉挛、微血管扩张、毛细血管通透性增高、腺体分泌增多, 因而出现各种临床症状, 如皮疹、哮喘、喉头声带水肿、腹痛、腹泻等, 严重时可引起窒息、血压下降或过敏性休克。

二、 皮内试验液的配制及试验方法

(一) 试验药液的配制

青霉素试验液以每毫升含 200~500 U 青霉素 G 的生理盐水为标准, 注入剂量为 0.1 ml。具体配制方法如下:

青霉素 1 瓶 80 万 U, 注入 4 ml 生理盐水溶解, 则 1 ml 含 20 万 U。

取上液 0.1 ml, 加生理盐水至 1 ml, 则 1 ml 含 2 万 U。

取上液 0.1 ml, 加生理盐水至 1 ml, 则 1 ml 含 2000U。

取上液 0.1~0.25 ml, 加生理盐水至 1 ml, 则 1 ml 含 200~500 U, 即成青霉素试验液。

注意: 每次配制时均须将溶液混合均匀。

(二) 试验方法

按皮内注射法在患者前臂掌侧下段注入青霉素试验液 0.1 ml, 20 min 后观察结果。

(三) 皮内试验结果判断

1. 阴性

皮丘无改变, 周围无红肿, 无红晕, 无自觉症状。

2. 阳性

皮丘隆起增大, 出现红晕硬结, 直径大于 1 cm, 或红晕周围出现伪足、痒感; 严重时可有头晕、心慌、恶心等症状, 甚至发生过敏性休克。

三、 过敏反应的预防

1. 试验前详细询问患者的用药史、过敏史和家族史。有青霉素过敏史者禁做过敏试验。

2. 使用青霉素前必须做过敏试验。对青霉素过敏的人, 任何给药途径 (如注射、口服、外用等)、任何剂量和任何类型的制剂均可发生过敏反应。因此, 在使用各种剂型的青霉素前均应进行过敏试验。对接受青霉素治疗的患者首次用药、停药 3 天后再用者以及更换药物批号, 均须按常规做过敏试验。

3. 患者在饥饿、剧烈运动或麻醉情况下不宜进行过敏试验。

4. 青霉素应现用现配，因青霉素水溶液在室温下易产生过敏物质，引起过敏反应，还可使药物的效价降低，影响治疗效果。

5. 正确实施药物过敏试验。试验药液的配制、皮内注入的剂量及试验结果的判断均应正确。

6. 试验结果阳性者禁止使用青霉素，同时在医嘱单、体温单、病历、床头卡和注射卡上醒目地注明青霉素过敏试验阳性反应，并告知患者及其家属。

7. 加强工作责任心。工作人员严格执行查对制度，青霉素过敏试验或注射前均应做好急救的准备工作（备好盐酸肾上腺素和注射器等）。首次注射后须观察 30 min 以防迟缓反应的发生。注意局部和全身反应，倾听患者主诉。

四、 过敏反应的临床表现

（一）过敏性休克

一般在做青霉素皮内试验或注射药物后（试验结果阴性）数秒或数分钟内闪电式发生，也有的于半小时后出现，极少数患者发生在连续用药的过程中。

1. 呼吸道阻塞症状

由喉头水肿、肺水肿、支气管痉挛所致。主要表现：胸闷、气促、哮喘、发绀、呼吸困难，伴濒危感。

2. 循环衰竭症状

由周围血管扩张、有效循环血量减少所致。患者面色苍白、出冷汗、发绀、脉细弱、血压下降甚至测不到等。

3. 中枢神经系统症状

由脑组织缺氧引起。患者表现：烦躁不安、头晕、脸部及四肢麻木、意识丧失、抽搐、大小便失禁等。

4. 皮肤过敏症状

瘙痒、荨麻疹及其他皮疹。

（二）血清病型反应

一般于用药后 7～12 天内发生，临床表现和血清病相似，有发热、关节肿痛、皮肤发痒、荨麻疹、全身淋巴结肿大、腹痛等。

（三）各组织或器官的过敏反应

1. 皮肤过敏反应

主要有皮疹（荨麻疹），严重者可发生剥脱性皮炎。

2. 呼吸道过敏反应

可引起哮喘或促使原有的哮喘发作。

3. 消化系统过敏反应

可引起过敏性紫癜，以腹痛和便血为主要症状。

上述症状可单独出现，也可同时存在，常以呼吸道症状或皮肤瘙痒最早出现，故必须注意倾听患者的主诉。

五、 过敏性休克的急救措施

一旦患者出现过敏性休克，必须立即就地组织抢救，分秒必争。

1. 立即停药，使患者平卧，注意保暖。

2. 注射肾上腺素。立即皮下注射 0.1% 盐酸肾上腺素 1 ml，病儿酌减。如症状不缓解，可每隔半小时皮下或静脉注射 0.5 ml，直至脱离危险期。此药是抢救过敏性休克的首选药物，具有收缩血管、增加外周阻力、兴奋心肌、增加心输量及松弛支气管平滑肌的作用。

3. 纠正缺氧改善呼吸。给予氧气吸入，当呼吸受抑制时，应立即进行口对口呼吸，并肌肉注射尼可刹米或洛贝林等呼吸兴奋剂。喉头水肿影响呼吸时，应立即准备气管插管或配合施行气管切开术。

4. 应用抗过敏药物。地塞米松 5～10 mg 静脉注射或用氢化可的松 200 mg 加 5% 或 10% 葡萄糖液 500 ml 静脉滴注；亦可肌内注射抗组织胺类药物，如盐酸异丙嗪 25～50 mg 或苯海拉明 40 mg。

5. 纠正酸中毒及血管活性药物的应用。可用 5% 碳酸氢钠溶液静脉滴注；根据病情给予多巴胺、间羟胺等血管活性药物以使血压回升，并注意补充血容量。

6. 如患者心搏骤停，立即进行心肺复苏。

7. 密切观察，详细记录。密切观察患者体温、脉搏、呼吸、血压、尿量及其他临床变化。患者未脱离危险期，不宜搬动。

第二节　其他药物过敏试验法及过敏反应的处理

一、 链霉素过敏试验法及过敏反应的处理

（一）试验液的配制及试验方法

1. 试验药液的配制

链霉素试验液以每毫升含 2500 U 链霉素的生理盐水为标准，注入剂量为 250

U/0.1 ml，具体配制方法如下：

链霉素1瓶100万U（1 g），注入3.5 ml生理盐水，溶解后为4 ml，则1 ml含25万U。

取上液0.1 ml，加生理盐水至1 ml，则1 ml含2.5万U。

取上液0.1 ml，加生理盐水至1 ml，则1 ml含2500 U。

2．试验方法

取上述试验液0.1 ml（含250 U）做皮内注射，20 min后观察结果。

3．结果判断

与青霉素过敏试验相同。

（二）过敏反应的临床表现

链霉素过敏反应的临床表现与青霉素过敏反应大致相同，但发生率较低。

（三）过敏反应的急救措施

发生过敏反应时，可用5%氯化钙或10%葡萄糖酸钙溶液静脉注射，因链霉素可与钙离子络合，从而使链霉素的毒性症状减轻或消失，其他救治措施同"青霉素过敏反应"。

二、破伤风抗毒素过敏试验法及脱敏注射法

（一）过敏反应的机制

破伤风抗毒素（TAT）对人体来说是一种异体蛋白，具有抗原性，注射后可引起过敏反应，故用药前须做过敏试验。曾用过TAT但时间超过一周者，仍需做过敏试验。

（二）试验液的配制及试验方法

1．皮内试验液的配制

TAT每支1500 IU/ml，抽取0.1 ml，加生理盐水稀释至1 ml（含150 IU），混匀即可。

2．试验方法

取上述皮内试验液0.1 ml（含15 IU）做皮内注射，20 min后判断结果。

3．试验结果的判断

（1）阴性：局部皮丘无红肿，无全身反应。

（2）阳性：局部皮丘红肿、硬结，直径大于1.5 cm，红晕直径超过4 cm，有时出现伪足、痒感。全身反应过敏反应、血清病型反应与"青霉素过敏反应"

相同。

若试验结果为可疑阳性，应做对照试验，对过敏试验阳性者须脱敏注射。

（三）阳性患者的脱敏注射法

脱敏注射即将全量 TAT 分为多次小剂量给患者注射。（表 6-1）由于破伤风抗毒素的特异性，没有可替代的药物，故对试验结果为阳性的患者，在一定时间内，用少量抗原多次消耗体内的抗体，使之全部消耗掉，最终将全部药液注射后，患者不会产生过敏反应。

表 6-1　TAT 脱敏注射法

次数	TAT（ml）	加生理盐水（ml）
1	0.1	0.9
2	0.2	0.8
3	0.3	0.7
4	余量	稀释至 1 ml

注射前要按照抢救过敏性休克的需要准备好急救用物；每隔 20 min 肌内注射一次，每次注射后均应密切观察患者的反应。若发现患者出现面色苍白、发绀、荨麻疹、头晕、心慌等不适或过敏性休克，立即停止注射并进行处理。若过敏反应轻微，待症状消退后，酌情减少剂量，增加次数，以达到顺利注射余量的目的。

（四）过敏反应的急救处理

TAT 过敏反应的急救处理同青霉素。

三、普鲁卡因过敏试验法

（一）试验方法

取 0.25% 普鲁卡因溶液 0.1ml 做皮内注射，20 min 后判断结果。

结果判断同"青霉素过敏试验"。

（二）过敏反应的观察及处理

普鲁卡因过敏反应的临床表现和处理同青霉素过敏反应。

四、 细胞色素 C 过敏试验法

（一）试验方法

1. 皮内试验法

细胞色素 C（每支 2 ml 含 15 mg），取 0.1 ml，加生理盐水至 1 ml（1 ml 含 0.75 mg），混匀即可。取细胞色素 C 试验液 0.1 ml（含 0.075 mg）做皮内注射，20 min 后观察结果。

2. 皮肤划痕试验法

在前臂掌侧下段用 70% 乙醇消毒皮肤，待干；滴细胞色素 C 原液（1 ml 含 7.5 mg）1 滴于皮肤上，用缝针划痕长约 0.5 cm，深度以微量溶血为度；20 min 后观察结果。

（二）结果判断

局部发红，皮丘直径大于 1cm，有丘疹者，为阳性。

五、 碘过敏试验法

临床上常用碘化物造影剂做肾脏、胆囊、膀胱、支气管、心血管、脑血管造影。含碘类造影剂注入体内都有可能产生过敏反应，症状严重程度不一，重症可致命。在造影前 1~2 天须先做过敏试验，结果为阴性者方可做碘造影检查。碘过敏试验有助于预防或减少造影剂反应的产生。

（一）皮内试验法及反应的观察

取碘造影剂 0.1 ml 做皮内注射，20 min 后观察结果。如注射处有红肿、硬块，直径超过 1 cm 者，为阳性。

（二）静脉注射试验法及反应观察

将碘造影剂（30% 泛影葡胺）1 ml 缓慢注入静脉，5~10 min 后观察结果，如有血压、脉搏、呼吸、面色等改变为阳性。

（三）口服试验法及反应观察

检查前 3 天，开始口服 5%~10% 碘化钾，每次 5 ml，每日 3 次，服药后若出现口麻、流泪、流涕、头晕、恶心、呕吐、荨麻疹等反应，为阳性。

复习思考题

1. 怎样预防青霉素过敏反应？

2. 王女士，22 岁，急性咽炎，医嘱给予肌内注射青霉素，护士在做青霉素皮试后约 3 min，患者突然感到胸闷、气急、面色苍白、出冷汗、脉细弱、血压 68/52 mmHg。请问：患者发生了什么现象，如何处理？

3. 黄某，男，40 岁。因足部被铁钉扎伤，需注射破伤风抗毒素，皮试结果：皮丘红肿，直径 1.7 cm，有伪足，患者无不适感觉。问：此患者的 TAT 能否注射？如必须注射，怎样进行？

第七章
静脉输液与输血技术
DIQIZHANG

静脉输液和输血是利用大气压和液体静压原理将一定量的无菌溶液（药液）或血液由静脉输入体内的方法，是临床抢救和治疗患者的重要措施之一。因此，熟练掌握静脉输液与输血的有关知识和技能，对治疗疾病及挽救生命有着十分重要的作用。

第一节　静脉输液

一、静脉输液的目的及常用溶液

（一）静脉输液的目的

1. 补充水分和电解质，维持酸碱平衡。如患者剧烈呕吐、腹泻、大手术后。
2. 补充营养，供给热能。如有昏迷、严重口腔疾病等的患者。
3. 输入药物，治疗疾病。
4. 补充血容量，维持血压，改善微循环。如出现大出血、休克等的患者。

（二）常用溶液

1. 晶体溶液

（1）葡萄糖溶液：主要用于补充水分和热量。常用溶液有 5% ~ 10% 葡萄糖溶液。

（2）等渗电解质溶液：主要用于补充水分和电解质。常用溶液有 0.9% 氯化钠溶液、5% 葡萄糖氯化钠溶液和复方氯化钠溶液等。

（3）碱性溶液：用于纠正酸中毒，调节酸碱平衡。常用溶液有 5% 碳酸氢钠和 11.2% 乳酸钠溶液。

（4）高渗溶液：用于利尿脱水，降低颅内压。常用溶液有20%甘露醇、25%山梨醇、25%～50%葡萄糖溶液等。

2. 胶体溶液

（1）右旋糖酐：常用溶液有中分子右旋糖酐和低分子右旋糖酐。中分子右旋糖酐能提高血浆胶体渗透压，扩充血容量；低分子右旋糖酐有降低血液黏稠度、改善微循环和抗血栓形成的作用。

（2）代血浆（羧甲淀粉）：作用与低分子右旋糖酐相似，扩容效果良好，急性大出血时可与全血共用。常用溶液有羟乙基淀粉、氧化聚明胶、聚维酮（聚乙烯吡咯酮）等。

（3）血液制品：能提高血浆胶体渗透压，扩大和增加循环血容量，补充蛋白质，纠正低蛋白血症，有助于组织修复和增强机体免疫力。

3. 静脉高营养液

供给病人热能，维持正氮平衡，补充各种维生素和矿物质。其主要成分有氨基酸、脂肪、维生素、矿物质、高浓度葡萄糖或右旋糖酐以及水分。常用溶液有复方氨基酸、脂肪乳剂等。

二、输液方法

静脉输液方式，依据选择穿刺静脉的位置，分为周围静脉（浅静脉）输液和中心静脉（深静脉）输液；依据选择针具的不同，分为一次性静脉输液针输液和套管针输液；依据输液容器的密闭状态不同，分为密闭式输液和全密闭式输液。

（一）周围静脉输液法

1. 操作步骤

（1）用物准备：注射盘一套、输液器一套（密闭式或开放式）、加药用注射器及针头、无菌纱布、胶布、止血带、小垫枕、启瓶器、输液卡、瓶套，液体及药物，静脉留置输液另备静脉留置针一套，必要时备小夹板及绷带。小儿头皮静脉输液另备剃发刀。

（2）操作方法：

①操作者洗手、戴口罩，备齐用物，填写输液卡。

②准备药液：认真核对药液（名称、剂量和浓度）。检查药液质量，将输液卡倒贴于输液瓶上，打开瓶盖中心，常规消毒瓶塞，根据医嘱加入药物。

③准备输液器：检查输液器后取出，将输液器针头插入瓶塞至针头根部，关闭调节器。

④患者准备：携用物至床旁，核对床号、姓名并解释，嘱患者排尿。备胶布。

⑤排气：再次查对所用药液，无误后将输液瓶挂于输液架上。抬高滴管下端的输液管，挤压滴管使溶液迅速流至滴管 1/3～1/2 满时，稍松调节器，手持针栓部，使液体顺输液管缓慢下降，直至排尽导管和针头内的空气。（图7－1）关闭调节器，将管端挂在输液架上。

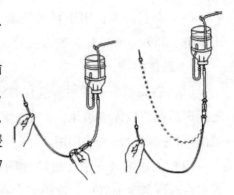

图7－1 静脉输液排气法

⑥ 消毒皮肤：选择静脉，肢体下垫小枕头，扎止血带，常规消毒皮肤。嘱患者握拳。

⑦穿刺固定：再次核对及排气，检查输液管内无气泡后取下护针帽，行静脉穿刺，见回血后将针头再平行送入少许，固定针柄，松开止血带，嘱患者松拳，放开调节器，待液体滴入通畅、患者无不适后，用胶布固定针头。取出止血带和小垫枕，将肢体置于舒适位置。

⑧调节滴速：根据患者的病情、年龄及药液性质调节输液滴速。一般成人滴速 40～60 gtt/min，儿童 20～40 gtt/min。对老年、体弱者，心、肺、肾功能不良者，婴幼儿或输注刺激性较强的药物时速度宜慢；对严重脱水、血容量不足、心肺功能良好者输液速度适当加快。

⑨整理：协助患者取舒适卧位，再次核对，在输液卡上记录输液时间、滴速等，清理用物并向患者交代注意事项。

⑩输液过程中如需更换液体瓶时，常规消毒瓶塞后，从上瓶中拔出输液管插入下一瓶中，观察输液通畅后方可离去。

⑪输液完毕，轻揭胶布，用干棉签或小纱布轻压穿刺点上方，快速拔针，按压片刻至无出血。

⑫帮助患者取舒适卧位，整理床单位，清理用物，做好记录。

2. 注意事项

（1）严格执行无菌操作原则和查对制度，杜绝差错事故的发生。

（2）根据病情需要，有计划地安排输液顺序，如需加入药物时，应注意药物的配伍禁忌。

（3）需长期输液者，要注意保护和合理使用静脉，一般从远端小静脉开始。

（4）输液前排尽输液管及针头内的空气，连续输液及时更换溶液瓶，输液完毕及时拔针，严防造成空气栓塞。

（5）输液过程中应加强巡视，耐心听取患者的主诉，注意观察患者有无全身反应及输液故障的发生，发现异常及时处理。

（6）连续输液24 h以上者，应每日更换输液器。

（二）小儿头皮静脉输液法

小儿头皮静脉非常丰富，分支甚多，互相沟通、交错成网，而且静脉表浅易见，不易滑动，利于固定。进行头皮静脉输液既不影响患儿保暖，又不影响患儿肢体活动。临床常用的头皮静脉有额上静脉、颞浅静脉、眶上静脉、耳后静脉和枕后静脉等。（图7-2）

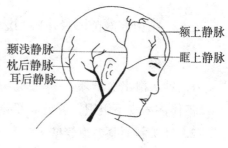

图7-2 小儿头皮静脉分布图

1. 用物准备

同"周围静脉输液法"，另加备皮用物，4~5号头皮针，根据需要准备5~10 ml注射器1副（内盛生理盐水注射液）。

2. 操作方法

（1）同周围静脉输液法做好输液准备。

（2）患儿仰卧或侧卧位，头垫小枕。助手站在患儿一侧或脚端，固定患儿肢体和头部。

（3）用70%乙醇消毒局部皮肤，待干。

（4）操作者以左手拇指、食指分别固定静脉两端皮肤，右手持头皮针小柄，沿静脉向心方向，针头与皮肤呈15°~20°角刺入皮下，再沿静脉走向潜行刺入，见回血后推进药液少许，如无异常，用胶布固定。

（5）根据病情、年龄及药液性质调节滴速，一般不超过20 gtt/min。

（三）经外周中心静脉置管输液技术

经外周中心静脉置管输液法（PICC）是由周围静脉穿刺置管，并将导管末端置于上腔静脉中下1/3或锁骨下静脉进行输液的方法。此法具有适应证广、创伤小、操作简单、保留时间长、并发症少的优点，常用于中、长期的静脉输液或静脉输注化疗药等，一般静脉留置导管可在血管内保留7天至1年。目前临床PICC导管大多采用硅胶材质，柔软、有弹性。导管全长可放射显影。总长度通常为65 cm，可根据患者个体需要进行修剪。常用的PICC导管有两种：三向瓣膜式PICC导管和末端开放式PICC导管。三向瓣膜式PICC导管的三向瓣膜具有减少血液反流、防止空气进入的功能，穿刺成功后，可根据患者个体需要进行修剪。末端开放式PICC导管可进行中心静脉压的测定，穿刺前根据患者个体需要进行修剪。适用于①需输入高浓度或强刺激性药物、静脉营养液等高渗溶液的患者；②需中、长期静脉输液治疗的患者；③外周静脉条件差且需用药的患者。

三、常见输液故障及排除方法

（一）液体不滴

1. 针头滑出血管外

液体注入皮下组织，可见局部肿胀并有疼痛，应另选静脉重新穿刺。

2. 针头斜面紧贴血管壁

局部无反应，可有回血，应调整针头位置或适当变换肢体位置，直到点滴通畅。

3. 针头阻塞

挤压靠近针头端输液管，若感觉有阻力又无回血，则表示针头已阻塞，应更换针头另选静脉重新穿刺。切忌强行挤压导管或用溶液冲注针头，以免凝血块进入静脉造成栓塞。

4. 压力过低

输液瓶位置过低或病人肢体抬举过高所致。适当提高输液瓶或放低肢体位置。

5. 静脉痉挛

由于肢体暴露在冷的环境中时间过长或输入的液体温度过低所致。局部热敷可缓解痉挛。

（二）滴管内液面过高

滴管侧壁有调节孔时，可夹住滴管下端的输液管，打开调节孔，当滴管内液面降至露出液面、见到点滴时，关闭调节孔，松开滴管上端的输液管即可。

滴管侧壁无调节孔时，可将输液瓶取下，倾斜输液瓶，使插入瓶内的针头露出液面，滴管内液体缓缓下流直至露出液面，再将输液瓶挂回输液架继续点滴。

（三）滴管内液面过低

滴管侧壁有调节孔者，先夹紧滴管下端的输液管，再打开调节孔，待滴管内液体升高至所需高度时，关闭调节孔，松开滴管上端的输液管即可。

滴管侧壁无调节孔时，可夹住滴管下端输液管，用手挤压滴管，迫使液体下流至滴管内，当液面升高至所需高度时，停止挤压，松开滴管下端输液管即可。

（四）滴管内液面自行下降

应检查滴管上端输液管与滴管有无漏气或裂隙，必要时予以更换输液器。

四、常见输液反应与处理

（一）发热反应

发热反应是输液反应中最常见的一种反应。

1. 原因

因输入致热物质引起。多由于输液器具灭菌不彻底，输入的溶液或药物制品不纯、消毒保存不良、输液过程中未能严格执行无菌操作等导致。

2. 症状

患者在输液后数分钟至1h左右，出现发冷、寒战和发热。轻者体温在38℃左右，停止输液后数小时内可自行恢复正常；严重者初起寒战，继之高热，体温可达41℃，并伴有头痛、恶心、呕吐、脉速等全身症状。

3. 预防

输液前认真检查药液质量，输液器具包装及灭菌有效期，严格执行无菌技术操作。

4. 处理

（1）减慢点滴速度或停止输液，注意监测生命体征的变化。

（2）对症处理。寒冷时给予保暖措施，对高热患者给予物理降温，必要时遵医嘱给予抗过敏药物或激素治疗。

（3）反应严重者，应立即停止输液，并保留剩余溶液和输液器进行检测，查找原因。

（二）急性肺水肿（循环负荷过重）

1. 原因

由于输液速度过快，短时间内输入过多液体，使循环血容量急剧增加，心脏负荷过重引起。

2. 症状

输液过程中患者突然出现呼吸困难、胸闷、气促、咳嗽、咯粉红色泡沫样痰，严重时痰液可从口、鼻涌出，肺部可闻及湿啰音，心率快而弱且节律不齐。

3. 预防

输液时应注意控制滴注速度和输液量，特别对老人、儿童及心肺功能不良的患者尤需注意。

4. 处理

（1）立即控制输液速度，维持静脉通路，通知医生并协助紧急处理。如病情允许，可使患者端坐，双腿下垂，以减少下肢静脉回流，减轻心脏负担。必要时进行四肢轮扎。用橡胶止血带或血压计袖带适当加压四肢，以阻断静脉血流，但动脉血仍可通过。每 5~10 min 轮流放松一个肢体上的止血带，可有效地减少静脉回心血量。症状缓解后，逐渐解除止血带。

（2）给予高流量氧气吸入，一般氧流量为 6~8 L/min，使肺泡内压力增高，减少肺泡内毛细血管渗出液的产生。氧气可用 20%~30% 的乙醇进行湿化。因乙醇能降低肺泡内泡沫的表面张力，使泡沫破裂消散，改善肺部气体交换，减轻缺氧症状。

（3）根据病情应用镇静、平喘、强心、利尿和扩血管药物，以舒张周围血管，加速液体排出，减少回心血量，减轻心脏负荷。

（4）安慰患者，解除患者的紧张情绪。

（三）静脉炎

1. 原因

由于长期输注高浓度、刺激性强的药物，或静脉内放置刺激性大的塑料管时间过长，引起局部静脉壁发生化学性炎症反应；也可因输液过程中未严格执行无菌操作，导致局部静脉感染。

2. 症状

沿静脉走向出现条索状红线，局部组织出现红、肿、热、痛，有时伴有畏寒、发热等全身症状。

3. 预防

严格执行无菌操作，对血管壁有刺激性的药物应充分稀释后再应用，点滴速度宜慢，防止药物漏出血管外。同时，要有计划地更换输液部位以保护静脉。

4. 处理

（1）停止在此部位输液，患肢抬高、制动。局部用 95% 乙醇或 50% 硫酸镁溶液热湿敷，2 次/天，每次 20 min。

（2）超短波理疗，1 次/天，每次 15~20 min。

（3）中药治疗。将如意金黄散加醋调成糊状，局部外敷，2 次/天，具有清热、止痛、消肿的作用。

（4）如出现合并感染，酌情应用抗生素治疗。

（四）空气栓塞

1. 原因

（1）输液导管内空气未排尽，导管连接不紧，有漏气。

（2）加压输液、输血时无人守护，液体输完未及时更换药液或拔针。进入静脉的空气形成栓子，随血流首先被带到右心房，然后进入右心室。如空气量少，则随血液被右心室压入肺动脉并分散到肺小动脉内，最后经毛细血管吸收，损害较小；如空气量大，空气在右心室内阻塞肺动脉入口，妨碍血液进入肺内（图7-3），气体交换发生障碍，引起机体严重缺氧，可危及生命。

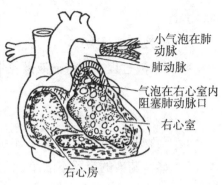

图7-3 空气栓塞肺动脉入口

2. 症状

患者突然感到心前区异常不适，胸骨后疼痛，随之出现呼吸困难和严重发绀，有濒死感。听诊心前区可闻及响亮的、持续的"水泡声"，心电图出现心肌缺血和急性肺心病的改变。

3. 预防

输液前认真检查输液器的质量，排尽输液导管内的空气；输液过程中加强巡视，及时更换输液瓶或添加药物；输液毕及时拔针；加压输液时应有专人在旁守护。

4. 处理

（1）出现上述症状，立即将患者置于左侧卧位并头低足高，头低足高位时可增加胸内压力，以减少空气进入静脉；左侧卧位可使肺动脉的位置低于右心室，有利于气栓浮向右心室尖部，避开肺动脉入口（图7-4），随着心脏舒缩，将空气混成泡沫，分次小量进入肺动脉内，逐渐被吸收。

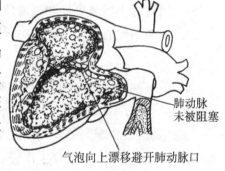

图7-4 左侧头低足高

（2）给予高流量氧气吸入，提高患者的血氧浓度，纠正缺氧状态。

（3）有条件时可通过中心静脉导管抽出空气；根据病情变化给予对症处理。

五、 输液微粒及预防

（一）概念

1. 输液微粒

指输入液体中的非代谢性颗粒杂质，其直径一般为 1～15 μm，少数可达 50～

300 μm。

2. 输液微粒污染

指在输液过程中，将输液微粒带入人体，对人体造成严重危害的过程。

（二）输液微粒的来源

1. 药物制作过程中混入异物与微粒。

2. 盛装药液的容器不洁净。

3. 输液器与加药用注射器不洁净。

4. 输液环境不洁净，如切割安瓿、开瓶塞，反复穿刺溶液瓶橡胶塞致橡胶塞撕脱等，均可导致微粒进入液体内。

（三）输液微粒污染的危害

输液微粒对人体的危害，主要取决于微粒的大小、形状、化学性质以及堵塞血管的部位，血流阻断的程度和人体对微粒的反应。最易受微粒损害的脏器有肺、脑、肝、肾等部位。

1. 可直接堵塞血管，引起局部供血不足，组织缺血、缺氧，甚至坏死。

2. 红细胞聚集在微粒上，形成血栓，引起血管栓塞和静脉炎。

3. 微粒进入肺毛细血管，可引起巨噬细胞增殖，包围微粒形成肺内肉芽肿。

4. 出现血小板减少症和过敏反应。

5. 刺激组织而发生炎症或形成肿块。

（四）防止和消除输液微粒污染的措施

1. 制剂生产方面

生产药厂改善车间的环境卫生条件，安装空气净化装置，防止空气中悬浮尘粒与细菌污染；工作人员要穿工作服、工作鞋、戴口罩，必要时戴手套；选用优质溶剂与注射用水；采用先进技术，提高检验技术，确保药液质量。

2. 输液操作方面

（1）采用合格的密闭式一次性输液（血）器。

（2）注意输液操作中的空气净化。净化操作室空气，可在超净工作台进行输液前准备；在通气针头或通气管内放置滤膜，阻止空气中微粒进入液体中；对监护病房、手术室、产房、婴儿室，应定期进行空气消毒，或安装空气净化装置，有条件的医院在一般病室内也应安装空气净化装置，减少病原微生物和尘埃的数量，使输液环境洁净。

（3）严格无菌技术操作。

（4）认真检查输入液体质量、透明度、溶液瓶有无裂痕、瓶盖有无松动，瓶签字迹是否清晰及药液是否在有效期内等。

（5）输入药液应现用现配，避免污染。

附：输液速度与输液时间的计算

已知每分钟滴数与输液总量，计算输液所需用的时间：

$$输液时间（小时）=\frac{液体总量（毫升）\times 点滴系数}{每分钟滴数\times 60（分钟）}$$

已知输入液体总量与计划用输液时间，计算每分钟滴数：

$$每分钟滴数=\frac{液体总量（毫升）\times 点滴系数}{输液时间（分钟）}$$

式中，点滴系数是指每毫升溶液的滴数。目前常用静脉输液器的点滴系数有 10、15、20 三种型号。

第二节　静脉输血

一、静脉输血的目的

（一）补充血容量

增加有效循环血量，提高血压，增加心输出量，改善微循环。用于失血、失液引起的血容量减少或休克患者。

（二）补充血红蛋白

纠正贫血，促进携氧功能。用于血液系统疾病引起的严重贫血和某些慢性消耗性疾病的患者。

（三）补充血小板和各种凝血因子

改善凝血功能，预防和控制出血。用于凝血功能障碍的患者。

（四）补充白蛋白

维持胶体渗透压，减少组织液生成渗出和水肿。用于低蛋白血症的患者。

（五）输入抗体、补体

增强机体抵抗力，提高机体抗感染能力。用于严重感染、烧伤等患者。

二、输血前准备

（一）备血

根据医嘱抽取患者血标本 2 ml，与填写完整的输血申请单和配血单一并送血库，做血型鉴定和交叉配血试验。采血时禁止同时采集两个患者的血标本，以免发生混淆。

（二）取血

根据输血医嘱，凭提血单到血库取血，与血库人员共同认真核对床号、姓名、病区、住院号、血瓶（袋）号、血型、交叉配血结果、血量及采血日期，检查血液的质量和输血装置是否完好，确定无误后在配血单上签名后方可提取。

（三）取血后

血液取出后，勿剧烈震荡，以免红细胞大量破坏造成溶血。切勿加温，以免血浆蛋白凝固变性而引起反应。如为库存血，可在室温下放置 15～20 min 后再输入。

输血前，须与另一护士按上述要求再次进行核对，确定无误后方可输入。

为防止输血反应的发生，输血前 30 min，可酌情给患者肌内注射适量抗过敏药物，如地塞米松、苯海拉明等。

三、输血方法

（一）直接输血法

它是将供血者的血液抽出后，立即按静脉注射法输给病人的方法。适用于无库血而患者又急需输血和婴幼儿的少量输血。

1. 用物准备

同"静脉注射"，另备 50 ml 注射器数具（根据输血量多少而定）、3.8% 枸橼酸钠溶液。

2. 操作方法

（1）洗手、戴口罩，备齐用物，认真核对供血者和受血者姓名、血型、交叉配血试验结果。往备好的注射器内加入抗凝剂。

（2）向供血者和患者解释，取得合作；请供血者和病人分别卧于床上，露出一侧上臂，将血压计袖带缠于供血者上臂并充气。

（3）选择粗大静脉（一般为肘正中静脉），常规消毒皮肤，抽取血液，立即行静脉注射输给受血者。

（4）操作时需要三人配合：一人抽血，一人传递，另一人将抽出的血液输给受血者，如此连续进行。更换注射器，不必拔出针头，但要放松袖带，并用手指压迫穿刺部位前端静脉，以减少出血。

（5）输血毕，拔出针头，用小纱布按压穿刺点片刻至无出血。清理用物，做好记录。

（二）间接输血法

1. 用物准备

同"周围静脉输液"，仅将输液器换为输血器（滴管内有滤网，9号静脉穿刺针头），另备血液、生理盐水。

2. 操作方法

（1）按密闭式输液法先输入少量生理盐水。

（2）由两名护士认真核对，确定无误后打开贮血袋封口，常规消毒开口处塑料管，将输血器针头从盐水瓶上拔下，插入塑料管内。缓慢将血袋倒挂于输液架上。

（3）开始输入速度宜慢，成人一般不超过 20 gtt/min，观察 15 min，如无不良反应，根据病情调节滴速，成人一般 40～60 gtt/min，儿童酌减。对年老体弱、严重贫血、心衰患者应谨慎，速度宜慢。

（4）输血完毕，再继续滴入生理盐水，直到将输血器内的血液全部输入体内再拔针。

（5）整理床单位，清理用物，记录输血情况。

（三）注意事项

1. 根据输血申请单采集血标本，每次只为一位患者采集。禁止同时采集两个患者的血标本，以避免差错。

2. 严格执行无菌操作和查对制度。输血前须经两人核对无误后方可输入。

3. 血液内不得随意加入其他药品，如钙剂、酸性或碱性药物、高渗或低渗溶液，以防止血液变质。

4. 如为库存血，必须认真检查库存血质量。正常血液分两层，上层血浆为淡黄色，下层血细胞为均匀暗红色，两者界限清楚，无凝块。如血浆变红或混浊，血细胞呈暗紫色，两者界限不清或有明显凝块等，说明血液可能变质，不能输入。

5. 输血过程中加强巡视，严密观察患者情况，特别是输血开始 10 ~ 15 min 内，耐心听取患者主诉，如发生输血反应，立即报告医生配合处理，并保留余血以供检查分析原因。

四、 常见输血反应与处理

（一）发热反应

1. 原因

（1）血液、保养液、贮血器和输血器等被致热源污染。

（2）输血时无菌操作不严，造成污染。

（3）多次输血后，受血者血液中产生了白细胞抗体和血小板抗体，再次输血时，对白细胞和血小板发生免疫反应，引起发热。

2. 症状

可在输血过程中或输血后 1 ~ 2 h 内发生。先有畏寒或寒战，继之高热，体温可达 38℃ ~ 41℃，伴有皮肤潮红、头痛、恶心、呕吐等全身症状。症状持续 1 ~ 2 h 后缓解，体温逐渐降至正常。

3. 预防

严格管理血液制品和输血用具，有效地清除致热源；严格执行无菌操作，减少感染。

4. 处理

（1）反应轻者减慢输血速度，症状可自行缓解。反应重者立即停止输血，给予生理盐水输入，保持静脉通路，密切观察患者生命体征的变化。

（2）对症处理，有畏寒或寒战者给予保暖，高热者给予物理降温，并给予相应的生活护理。

（3）遵医嘱给予退热药物和抗过敏药物，如异丙嗪、肾上腺素等。

（4）将输血器、剩余血液连同储血袋一并送检。

（二）过敏反应

1. 原因

（1）患者为过敏体质，对某些物质易发生过敏反应，输入的血液中的异体蛋白质与过敏机体的蛋白质结合，形成全抗原而致敏。

（2）输入的血液中含有致敏物质。如献血员在献血前曾用过可致敏的药物和食物。

（3）多次输血的患者，体内可产生过敏性抗体，当再次输血时，抗原、抗体相互作用而发生过敏反应。

2. 症状

多发生在输血后期或即将结束时，表现轻重不一，症状出现越早，反应越严重。

（1）轻度反应：输血后出现皮肤瘙痒，局部或全身出现荨麻疹。

（2）中度反应：出现血管神经性水肿，表现为眼睑、口唇高度水肿。喉头水肿可发生呼吸困难，两肺可闻及哮鸣音，大小便失禁。

（3）重度反应：发生过敏性休克。

3. 预防

勿选用有过敏史的献血员；献血员在采血前 4 h 内不吃高蛋白和高脂肪食物，可用清淡饮食或饮糖水；有过敏史的患者输血前给予抗过敏药物。

4. 处理

（1）发生过敏反应时，轻者减慢输血速度，继续观察；中、重度反应者应立即停止输血，保持静脉通路。

（2）皮下注射 0.1% 肾上腺素 0.5 ~ 1 ml，静脉注射地塞米松等抗过敏药物。

（3）呼吸困难者给予氧气吸入，严重喉头水肿者可将气管切开，循环衰竭者给予抗休克治疗。

（三）溶血反应

溶血反应是指输入的红细胞或受血者的红细胞发生异常破坏而引起的一系列临床症状，为输血最严重的反应。

1. 原因

（1）输入了异型血：多由于 ABO 血型不相容引起，供血者与受血者血型不符而造成血管内溶血，反应发生快，输入 10 ~ 15 ml 即出现症状，后果严重。

（2）输入了变质血：输血前红细胞即被破坏溶解，如血液存放过久、保存温度过高、血液被剧烈震荡或被细菌污染、血液内加入高渗或低渗溶液或影响 pH 的药物等，均可导致红细胞破坏溶解。

（3）Rh 因子所致溶血：Rh 阴性者首次输入 Rh 阳性血液后，不发生溶血反应，但输血 2 ~ 3 周后机体内即产生抗 Rh 阳性的抗体。如再次接受 Rh 阳性血液，即可发生溶血反应。Rh 因子不合所致的溶血反应发生较慢，可在输血后几小时至几天后发生，并且较少见。

2. 症状

（1）第一阶段：受血者血浆中凝集素和输入血中红细胞的凝集原发生凝集反

应，使红细胞凝集成团，阻塞部分小血管，患者可出现头部胀痛、四肢麻木、腰背部剧烈疼痛和胸闷等症状。

（2）第二阶段：凝集的红细胞发生溶解，大量血红蛋白释放于血浆中，可出现黄疸和血红蛋白尿。同时伴有寒战、高热、呼吸急促和血压下降等症状。

（3）第三阶段：大量血红蛋白从血浆进入肾小管，遇酸性物质变成结晶体，阻塞肾小管；另外，由于抗原、抗体的相互作用，可引起肾小管内皮缺血、缺氧而坏死脱落，进一步加重肾小管阻塞，导致急性肾功能衰竭。表现为少尿、无尿、尿内有管型和蛋白、高钾血症、酸中毒。患者常因急性肾功能衰竭而死亡。

3. 预防

加强工作责任心，认真做好血型鉴定和交叉配血试验，严格执行查对制度和操作规程，杜绝差错事故的发生；严格执行血液保存制度，不可使用变质血液。

4. 处理

（1）出现溶血反应症状立即停止输血，保留余血，采集患者血标本重做血型鉴定和交叉配血试验。

（2）使患者吸入氧气，维持静脉通道，以备抢救时静脉给药。

（3）静脉注射碳酸氢钠以碱化尿液，增加血红蛋白在尿中的溶解度，减少沉淀，避免阻塞肾小管。

（4）双侧腰部封闭，并用热水袋敷双侧肾区，解除肾血管痉挛，改善肾脏血液循环，保护肾脏。

（5）严密观察患者生命体征和尿量变化。对少尿、尿闭者，按急性肾功能衰竭处理，控制入水量，纠正水、电解质紊乱，防止血钾增高，控制感染，必要时行腹膜透析治疗。若出现休克症状，按抗休克治疗。

（6）透析疗法可去除循环血内不合格的红细胞、有害物质及抗原-抗体复合物。

（四）与大量输血有关的反应

1. 肺水肿

原因、症状、处理同"静脉输液反应"。

2. 出血倾向

（1）原因：库存血中的血小板、凝血因子破坏较多，长期反复输血或短时间内输入大量库存血即有出血的危险。

（2）症状：皮肤、黏膜瘀点或瘀斑，牙龈出血，穿刺部位、切口、伤口渗血，严重者出现血尿。

（3）处理：短时间内输入大量库存血时，应密切观察患者意识、血压、脉搏等变化，注意皮肤、黏膜或手术伤口有无出血。可根据医嘱间隔输入新鲜血或血小板悬液，以补充足够多的血小板和凝血因子。

3. 枸橼酸钠中毒反应

（1）原因：大量输血使枸橼酸钠大量进入体内，如果患者肝功能不全，枸橼酸钠尚未氧化即和血中游离钙结合而使血钙下降，以至凝血功能障碍、毛细血管张力减低、血管收缩不良和心肌收缩无力等。

（2）症状：患者表现手足抽搐、出血倾向、血压下降、心率缓慢，心电图出现Q—T间期延长，甚至发生心搏骤停。

（3）处理：严密观察患者的反应。输入库存血 1000 ml 以上时，遵医嘱静脉注射 10% 葡萄糖酸钙或氯化钙 10 ml，以补充钙离子。

（五）其他

如空气栓塞，细菌污染反应，体温过低以及因输血传染的疾病，如病毒性肝炎、疟疾、艾滋病等。

严格把握采血、贮血和输血操作的各个环节，是预防输血反应的关键。

复习思考题

1. 输液过程中，发现患者药液不滴，应如何分析原因并给予处理？

2. 患者输液时发生静脉炎，有哪些处理措施？

3. 林女士，70 岁。因慢性支气管炎急性发作入院，在输入生理盐水 250 ml 加青霉素 800 万单位过程中，患者突然气急、咳嗽、咯粉红色泡沫样痰。该患者发生了何种情况？应如何处理？

第一节　鼻饲法

鼻饲法是将胃管经鼻腔插入胃内，从管内灌注流质食物、水分和药物，以满足患者营养和治疗需要的方法。常用于不能由口正常进食的患者，如昏迷、牙关紧闭、吞咽障碍、口腔疾患、口腔术后、病危或拒绝进食的患者和早产儿。

一、用物准备

治疗盘内置治疗碗（内有 50 ml 注射器，胃管，治疗巾，镊子，压舌板，止血钳，纱布 2 块，治疗碗 2 个，润滑油），弯盘，棉签，胶布，别针、调节夹或橡皮圈，听诊器，卫生纸，手套，温开水，鼻饲饮食（38~40℃）200 ml 或药液。

二、操作步骤

（一）插胃管法及灌食法

1. 洗手、戴口罩，携用物至患者床旁，核对床号、姓名，再次向患者和家属解释操作目的、过程及配合方法。

2. 取下患者眼镜或义齿，根据病情协助患者采取坐位或半坐卧位，无法坐起者取右侧卧位，围治疗巾于颌下，弯盘置口角旁，清洁一侧鼻腔。

3. 测量胃管插入的长度并标记，插入长度为前额发际至胸骨剑突的距离或自鼻尖经耳垂到胸骨剑突处的距离，一般成人插入长度为 45~55 cm。润滑胃管前段。

4. 操作者一手持纱布托住胃管，一手持镊子夹住胃管前端，沿选定的一侧鼻孔轻轻插入，插入至 10~15 cm 处（咽喉部）时，嘱患者做吞咽动作，顺势将胃管向前推进，直至预定长度。插入过程中如患者出现剧烈恶心、呕吐，可暂停插入，嘱患者做深呼吸，如患者出现剧烈咳嗽、呼吸困难、发绀等现象，表明胃管插入了气管，应立即拨出，休息后再重新插入；插入不畅时检查口腔，了解胃管是否盘在口咽部，或将胃管拔出少许，再缓慢插入。

5. 为昏迷患者插管时，插管前应撤去患者枕头，并使头向后仰，当胃管插入约 15 cm 时，将患者头部托起，使下颌靠近胸骨柄，增大咽喉部弧度以利胃管顺利通过，缓缓插入胃管至预定长度。（图 8 – 1）

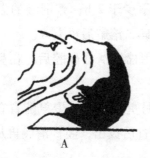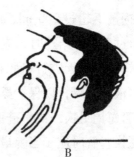

图 8 – 1　昏迷患者插管

6. 确认胃管是否在胃内，证实胃管在胃内有以下三种方法：①连接注射器于胃管末端回抽，抽出胃液。②置听诊器于患者胃区，快速经胃管向胃内注入 10 ml 空气，在胃部听到气过水声。③将胃管末端置于盛水的治疗碗内，无气泡逸出。

7. 确认胃管在胃内后，用胶布将胃管固定于鼻翼及面颊部。

8. 先注入少量温开水，缓慢灌注鼻饲液或药液；鼻饲完毕后，再次注入少量温开水，提高胃管末端；将胃管末端反折，用纱布包好，夹子夹紧或橡皮圈系紧，别针固定于大单、枕旁或衣领处；整理用物及床单位，对坐位或半坐卧位的嘱患者维持原卧位 20 ~ 30 min。右侧卧位的，床头抬高 30°，保留 20 ~ 30 min。

9. 洗手，记录鼻饲液的种类、数量和患者的反应。

（二）拔管法

1. 洗手、戴口罩，携用物至床旁，核对并解释拔管原因及配合方法。

2. 戴手套，将弯盘置于患者颌下，夹紧胃管末端，放入弯盘内，轻轻揭去固定的胶布。用纱布包裹近鼻孔处的胃管，嘱患者做深呼吸，在患者呼气时拔管，边拔边用纱布擦胃管，到咽喉部时快速拔出。

3. 将胃管放入弯盘内，移出患者视线。

4. 清洁患者口鼻、面部，擦去胶布痕迹，协助患者漱口，取舒适卧位，脱手套，整理床单位，清理用物。

5. 洗手，记录拔管时间和患者反应。

三、 注意事项

1. 插入胃管会给患者带来较大的心理压力，护士应做好解释，使患者及家属理解该项操作的方法及安全性，减轻紧张焦虑心理。

2. 插管动作要轻稳，以免损伤食道黏膜。

3. 每次鼻饲前，必须先证实胃管在胃内，方可灌注食物。

4. 每次鼻饲量不超过 200 ml，间隔时间不少于 2 h；鼻饲液的温度应保持在 38℃～40℃；通过鼻饲管给药时，应将药片研碎，溶解后再灌入。

5. 长期鼻饲者应每天进行口腔护理，并用棉签清洁鼻腔后，在鼻前庭沿胃管向鼻孔滴注少量液状石蜡，以保护鼻黏膜。

6. 普通胃管每周更换一次，硅胶胃管每月更换一次，聚氨酯胃管放置的时间可长达两月。更换胃管时应于当晚最后一次灌食后拔出，翌日清晨再从另一侧鼻孔插入。

第二节　洗胃术

洗胃术是将洗胃管由口腔或鼻腔插入胃内，反复灌入和吸出洗胃溶液，以冲洗胃腔并排出胃内容物的方法。

一、 目的和适应证

1. 解毒

清除胃内毒物或刺激物，减少毒物吸收。用于急性食物或药物中毒的患者，服毒后 4～6 小时内洗胃最佳。

2. 减轻胃黏膜水肿

洗出胃内潴留食物，减少潴留物对胃黏膜的刺激，从而消除或减轻胃黏膜水肿与炎症。用于幽门梗阻的患者。

3. 手术或某些检查前的准备

如胃部、食管下段、十二指肠术前准备。

二、 禁忌证

1. 强腐蚀性毒物（强酸、强碱）中毒者。

2. 肝硬化伴食道胃底静脉曲张、近期内有上消化道出血、胃癌、胃穿孔患者。

3. 严重心脏病患者。

三、 用物准备

1. 治疗盘内放洗胃管、量杯、水温计、压舌板、镊子、弯盘、50 ml 注射器、听诊器、胶布、手电筒、纱布、液状石蜡、塑料围裙或橡胶单、治疗巾，必要时备开口器、牙垫、舌钳、检验标本容器或试管、毛巾。

2. 洗胃溶液。根据毒物性质准备拮抗性溶液（表8-1），温度 25～38℃，量10000～20000 ml。

表 8-1　各种药物中毒的灌洗溶液（解毒剂）和禁忌药物

毒 物 种 类	灌 洗 溶 液	禁 忌 药 物
酸性物	镁乳、蛋清水、牛奶	强酸药物
碱性物	5%醋酸、白醋、蛋清水、牛奶	强碱药物
敌敌畏	2%～4%碳酸氢钠、1%盐水、1:15000～1:20000高锰酸钾	
1605、1059、4049	2%～4%碳酸氢钠	高锰酸钾
敌百虫	1%盐水或清水、1:15000～1:20000高锰酸钾	碱性药物
DDT、666	温开水或生理盐水洗胃，50%硫酸镁导泻	
巴比妥类	1:15000～1:20000高锰酸钾洗胃，硫酸钠导泻	
异烟肼	1:15000～1:20000高锰酸钾洗胃，硫酸钠导泻	
灭鼠药	1:15000～1:20000高锰酸钾洗胃，0.5%硫酸铜洗胃；0.5%～1%硫酸铜溶液每次10 ml，每5～10 min口服一次，并用压舌板刺激舌根催吐	牛奶、鸡蛋、脂肪及其他油类食物
氰化物	3%过氧化氢溶液引吐后，1:15000～1:20000高锰酸钾洗胃	
苯酚（石炭酸）	1:15000～1:20000高锰酸钾	
煤酚皂溶液	用温开水、植物油洗胃至无酚味，并在洗胃后多次服用牛奶、蛋清，保护胃黏膜	液状石蜡

3. 水桶2只（1只盛洗胃液，1只盛污水）。

4. 其他。漏斗胃管洗胃法另备漏斗洗胃管；电动吸引器洗胃法另备电动吸引器（包括安全瓶及5000 ml以上容量的贮液瓶）、输液瓶、输液架、输液导管、Y型三通管、调节夹或止血钳；自动洗胃机洗胃法另备自动洗胃机。

四、 方法

1. 洗手、戴口罩，备齐用物携至床旁，核对并解释。

2. 协助患者取舒适卧位，围好围裙或铺好橡胶单及治疗巾，弯盘置于口角旁，污物桶置坐位前或床旁。

3. 洗胃。

①口服催吐法：适用于服毒量少、神志清醒且能合作者。

患者自饮大量灌洗液，然后吐出。必要时用压舌板压其舌根催吐。

反复进行，直至吐出的液体澄清无味为止。

②胃管洗胃－漏斗胃管洗胃：利用虹吸原理，将胃内容物及毒物排除。

a. 液状石蜡润滑胃管前端，由口腔插入 45～55 cm，证实胃管在胃内后，胶布固定。

b. 置漏斗低于胃部水平位置，挤压橡胶球，抽尽胃内容物。

c. 举漏斗高过头部 30～50 cm，将洗胃液缓缓倒入漏斗内 300～500 ml，当漏斗内尚余少量溶液时，迅速将漏斗降低至胃部位置以下，并倒向污物桶内。（图 8－2）

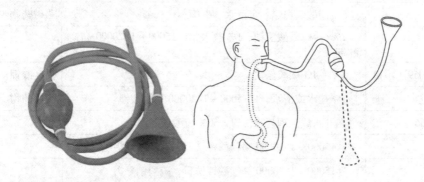

图 8－2　漏斗胃管洗胃

d. 反复灌洗直至洗出液澄清无味。

③胃管洗胃－电动吸引器洗胃：利用负压吸引原理，吸出胃内容物和毒物，负压保持在 13.3 kPa 左右。

a. 接通电源，检查吸引器功能。

b. 安装灌洗装置：输液管与 Y 型管主管相连，洗胃管及贮液瓶的引流管分别与 Y 型管两个分支相连，夹紧输液管，检查各连接处有无漏气。将灌洗液倒入输液瓶内，挂于输液架上。（图 8－3）

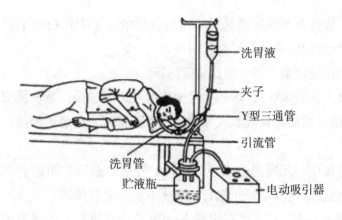

图 8 - 3　电动吸引器洗胃

c. 润滑胃管前端，插管，证实在胃内后固定。

d. 开动吸引器，吸出胃内容物。

e. 关闭吸引器，夹紧引流管，开放输液管，使洗胃液流入胃内 300 ~ 500 ml。

f. 夹紧输液管，开放引流管，开动吸引器，吸出灌洗液。

g. 反复灌洗直至洗出液澄清无味为止。

④胃管洗胃 - 自动洗胃机洗胃：

a. 通电，检查自动洗胃机。

b. 润滑、插管，证实管在胃内后固定。

c. 将已配好的洗胃液倒入水桶内，将 3 根橡胶管分别与机器的药管（进液管）、胃管、污水管（出液管）相连，药管的另一端放入洗胃液桶内，污水管的另一端放入空水桶内，胃管的另一端和患者胃管相连，调节药量流速。

d. 按"手吸"键，吸出胃内容物；再按"自动"键，机器对胃进行自动冲洗。

e. 若发现有食物堵塞管道，水流缓慢、不流或发生故障时，可交替按"手冲"和"手吸"键，重复冲吸数次，直到管路通畅，再按"手吸"键，吸出胃内残留液体后，按"自动"键，恢复自动洗胃，直至洗出液澄清无味止。

f. 冲洗干净后，按"停机"键停止工作。

4. 观察洗出液性质、颜色、气味、量。

5. 洗胃完毕，反折胃管拔出，协助患者漱口、洗脸。必要时更衣，嘱患者卧床休息，整理床单位，清理用物。

6. 记录灌洗液名称、量，洗出液性质、气味、量，患者的反应。

五、　注意事项

1. 严格掌握洗胃的适应证和禁忌证。

2. 根据毒物种类不同正确选择合适的洗胃液，若中毒物质不明，选用温开水或生理盐水，待毒物明确后再用拮抗剂洗胃。

3. 插管动作要轻柔，避免损伤食管黏膜。

4. 每次灌入量为 300~500 ml，量少使清洗速度过慢；量多使胃内压升高，促使毒物进入肠道，增加毒物吸收或导致急性胃扩张，兴奋迷走神经，引起反射性心搏骤停。

5. 洗胃过程中，观察患者面色、脉搏、呼吸、血压。如患者有腹痛、休克现象或洗胃液呈血性，应立即停止洗胃，并采取相应急救措施。

6. 幽门梗阻患者洗胃，可在饭后 4~6 h 或空腹进行。记录胃内潴留量，便于了解梗阻情况。胃内潴留量 = 洗出量 − 灌入量。

复习思考题

1. 敌百虫中毒的患者应禁用何种溶液洗胃？为什么？

2. 验证胃管在胃内的方法有哪几种？

3. 孙女士，37 岁，因家庭琐事与丈夫发生争吵后口服大量的 1605 农药，入院时意识丧失，护士遵医嘱给予电动洗胃机洗胃。

请问：

（1）如何选择洗胃溶液？

（2）患者洗胃时应采取何种体位？

（3）洗胃时应注意什么问题？

第一节　肠活动的观察与处理

一、粪便的观察

(一) 正常粪便的观察

排便是人体基本生理需要，排便次数因人而异。一般成人每日排便 1~2 次，婴幼儿 3~5 次，每日排便量 100~300 g。粪便柔软成形，呈黄褐色或棕黄色，含极少量的黏液，有时伴有未消化的食物残渣。粪便的气味是由于蛋白质经细菌分解发酵而产生。粪便量随膳食种类、数量、摄入液体量而变化。

(二) 异常粪便的观察

1. 形状

糊状或水样，见于消化不良或急性肠炎；干结坚硬，有时呈栗子样，见于便秘；扁平状或带状，见于直肠、肛门狭窄或部分肠梗阻。

2. 颜色

柏油样便，见于上消化道出血；暗红色便，见于下消化道出血；陶土色便，见于胆道完全梗阻；果酱样便，见于阿米巴痢疾或肠套叠；粪便表面粘有鲜红色血液，见于痔疮或肛裂；白色"米泔水"样便，见于霍乱或副霍乱。

3. 内容物

若粪便中混入或粪便表面附有血液、脓液或肉眼可见的黏液，提示消化道有感染或出血发生。肠道寄生虫病人粪便中可查见蛔虫、蛲虫等。

4. 气味

消化不良呈酸臭味；直肠溃疡、直肠癌呈腐臭味；上消化道出血呈腥臭味。

二、 排便异常的观察与处理

（一）便秘

便秘是指正常的排便形态改变，排便次数减少，粪质干硬，排便困难。常伴有头痛、腹痛、腹胀、消化不良、乏力、食欲不振等。常见的原因是患者缺乏活动，肠蠕动减弱；饮食结构不合理，饮水量不足；滥用缓泻剂、栓剂、灌肠；各类直肠肛门手术等。

1. 心理护理

了解患者心态和排便习惯，解释便秘的原因及护理措施，消除患者的思想顾虑。

2. 提供适当的排便环境

提供患者单独隐蔽的环境和充足的排便时间，如拉窗帘或屏风遮挡，避开查房、治疗护理和进餐时间，以消除紧张情绪，保持心情舒畅，利于排便。

3. 选取适宜的排便姿势

床上使用便盆时，除非有特别禁忌，最好采取坐姿或抬高床头；病情允许时让患者下床上厕所排便。对手术患者，手术前应有计划地训练其在床上使用便盆。

4. 腹部按摩

用单或双手的食指、中指、无名指重叠在左下腹乙状结肠部深深按下，由近心端向远心端做环状按摩，以刺激肠蠕动，促进排便。

5. 口服缓泻剂

按医嘱给口服缓泻剂，如蓖麻油、植物油、液状石蜡、硫酸镁等。

6. 保健指导

（1）帮助患者重建正常的排便习惯：指导患者选择一个适合自身排便的时间，理想的是饭后（早餐后最佳），因此时胃结肠反射最强，每天固定在此时间排便，不随意使用缓泻剂及灌肠等方法。

（2）合理安排膳食：多摄取可促进排便的食物和饮料。如多食用蔬菜、水果、粗粮等高纤维食物；餐前提供开水、柠檬汁等热饮料，促进肠蠕动，刺激排便反射；多饮水，病情许可时每日液体摄入量不少于 2000 ml；适当食用油脂类食物。

（3）鼓励患者适当运动：按个人需要拟订规律的活动计划并协助患者进行运动，如散步、做操、打太极拳等。卧床患者可进行床上活动。此外，还应指导患者进行增强腹肌和盆底部肌肉的运动，以增强肠蠕动和肌张力，促进排便。

7. 使用简易通便剂

教会患者或家属正确使用简易通便剂。

（1）开塞露：是一种常用的通便剂，由 50% 甘油或小量山梨醇制成，装在密封塑料壳内，成人用量 20 ml，小儿 10 ml，用时剪去封口端，挤出少量液体润滑开口处，患者取左侧卧位，嘱其做排便动作，以放松肛门括约肌，再轻轻插入肛门，将药液全部挤入后退出，嘱患者忍耐 5～10 min 后再排便。

（2）甘油栓：是用甘油和明胶制成的栓剂，适用于小儿及年老体弱的便秘患者，使用时手垫纱布或戴指套，捏住栓剂底部，嘱患者张口呼吸，轻轻插入肛门至直肠内，并用纱布轻轻按揉，嘱患者忍耐 5～10 min 后再排便。

8. 灌肠

以上方法均无效时，给予灌肠。

（二）腹泻

腹泻是指正常排便形态改变，肠蠕动增快，排便次数增加，粪质稀薄而不成形。常伴有恶心、呕吐、腹痛等。常见的原因有饮食不当或使用泻剂不当；情绪紧张焦虑；消化系统发育不成熟；胃肠道疾患；某些内分泌疾病如甲亢等均可导致肠蠕动增加，发生腹泻。

1. 去除原因

如立即停食可能被污染的食物、饮料，肠道感染时遵医嘱给予抗生素治疗。

2. 卧床休息

以减少体力的消耗。

3. 膳食调理

鼓励患者多饮水，酌情给予清淡的流质或半流质食物，避免油腻、辛辣、高纤维食物。腹泻严重时可暂禁食。

4. 防治水和电解质紊乱

按医嘱给予止泻药、口服补盐液或静脉输液以维持体液和电解质平衡。

5. 皮肤护理

做好肛周皮肤护理，特别是对婴幼儿、老人、身体衰弱者，每次便后用软纸轻擦肛门，温水清洗，并在肛门周围涂油膏以保护局部皮肤。

6. 观察排便情况

观察排便的次数、性质等，必要时留取标本送检。病情危重者，注意生命体征变化。如疑为传染病，按肠道隔离原则护理。

7. 心理支持

主动关心患者，给予必要的支持和安慰，及时协助其更换衣裤、床单、被套和清洗沐浴，使其感到身心舒适。便盆清洗干净后，置于易取处，方便患者使用。

8. 健康教育

向患者讲解有关腹泻的知识，指导患者注意饮食卫生，养成良好的卫生习惯。

（三）排便失禁

排便失禁是指肛门括约肌不受意识控制而不自主地排便。常见的原因是神经系统功能障碍、认知或感觉功能障碍等。

1. 心理护理

排便失禁患者心情紧张而窘迫，常感到自卑和忧郁，期望得到理解和帮助。护理人员应尊重理解患者，给予心理安慰与支持。帮助其树立信心，配合治疗和护理。

2. 保持室内空气清新

定期开窗通风换气，除去不良气味，使患者舒适。

3. 皮肤护理

床上铺橡胶单和中单或一次性尿布，每次便后用温水洗净肛门周围及臀部皮肤，保持皮肤清洁干燥。必要时，肛门周围涂擦软膏以保护皮肤，避免破损感染。注意观察骶尾部皮肤变化，定时按摩受压部位，预防压疮的发生。

4. 帮助患者重建排便的能力

了解患者排便时间、规律，观察排便的反应，定时给予便器，促使患者按时自己排便；与医生协调定时应用导泻栓剂或灌肠，以刺激定时排便；教会患者进行肛门括约肌及盆底部肌肉收缩锻炼。指导患者取立、坐或卧位，试做排便动作，先慢慢收缩肌肉，然后慢慢放松，每次 10 s 左右，连续 10 次，每次锻炼 20 ~ 30 min，每日数次，以患者感觉不疲乏为宜。

如无禁忌，保证患者每天摄入足量的液体。

第二节 灌肠法

灌肠法是将一定量的液体由肛门经直肠灌入结肠，以帮助患者清洁肠道、排便、排气或由肠道供给药物，达到确定诊断和治疗目的的方法。

根据灌肠目的不同可分为保留灌肠和不保留灌肠。不保留灌肠又根据灌入的液体量分为大量不保留灌肠、小量不保留灌肠和清洁灌肠。

一、不保留灌肠

指将一定量的溶液由肛门经直肠灌入结肠，以刺激肠蠕动，清除肠腔粪便和积气的灌肠法。

（一）大量不保留灌肠

1. 目的

（1）解除便秘和腹胀。

（2）清洁肠道，为某些手术、检查和分娩做准备。

（3）为高热患者降温。

（4）稀释或清除肠道内有害物质，减轻中毒。

2. 用物准备

（1）治疗盘内备一次性灌肠器或灌肠筒一套（橡胶管和玻璃接管，全长120 cm，筒内盛灌肠溶液）、肛管（24～26号）、弯盘、血管钳、润滑剂、棉签、卫生纸、橡胶单及治疗巾、水温计。

（2）灌肠溶液：常用0.1%～0.2%肥皂液、生理盐水。成人每次用量为500～1000 ml，小儿200～500 ml，溶液温度一般为39℃～41℃，降温时用28℃～32℃，中暑时用4℃生理盐水。

（3）便盆及便盆巾、输液架、屏风。

3. 操作步骤

（1）操作者洗手、戴口罩，携用物至床旁，核对床号、姓名，解释，嘱患者排尿。关闭门窗，以窗帘或屏风遮挡。

（2）协助患者取左侧卧位，双膝屈曲，脱裤至膝部，臀部移至床沿，垫橡胶单和治疗巾，置弯盘于臀旁（对不能自控排便者可取仰卧位，臀下垫便盆）。

（3）润管、排气：将灌肠筒挂于输液架上，筒内液面距肛门40～60 cm；连接肛管，润滑肛管前端，排尽管内空气，夹管。

（4）插管：分开臀部，暴露肛门口，嘱患者深呼吸，右手将肛管轻轻插入直肠7～10 cm，固定肛管。

（5）灌液：松开血管钳或调节夹，使液体缓缓流入并观察患者反应。（图9-1）

（6）拔管：待溶液即将灌完时夹管，拔出肛管，置入弯盘内，并擦净肛门，协助患者取舒适卧位，嘱其尽量保留5～10 min。

（7）整理、记录：整理床单位，开窗通风，清理用物，记录结果。在当天体温单的大便栏内记录灌肠效果。如灌肠后排便一次为1/E；灌肠后无排便为0/E。降温灌肠后隔30 min测量体温并记录。

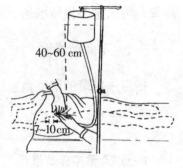

图9-1 大量不保留灌肠

4. 注意事项

（1）正确选用灌肠溶液，掌握溶液的温度、浓度、压力及量。如降温灌肠，应嘱患者保留30 min后排出，排便后30 min测量体温并做记录；肝性脑病患者，禁用肥皂水灌肠，以减少氨的产生和吸收；充血性心力衰竭或钠潴留患者，禁用生理盐水灌肠；伤寒患者，溶液量不得超过500 ml，压力要低（即液面不得高于肛门30 cm）。

（2）维护患者自尊，尽量减少暴露患者，防止着凉。

（3）密切观察筒内液面下降情况和患者的反应，灌肠途中如液体流入受阻，可稍转动肛管或挤捏肛管使堵塞管孔的粪块脱落；如患者感觉腹胀或有便意，可降低灌肠筒高度，以减慢灌速或暂停片刻，并嘱患者张口呼吸以放松腹肌，减轻腹压；如患者出现面色苍白、出冷汗、剧烈腹痛、心慌气促等症，应立即停止灌肠，与医生联系，给予及时处理。

（4）禁忌证：有消化道出血、妊娠、急腹症、严重心血管疾病等的患者禁忌灌肠。

（二）小量不保留灌肠

适用于腹部或盆腹腔手术后的患者及危重患者，年老体弱者，小儿，孕妇等。

1. 目的

（1）软化粪便，解除便秘。

（2）排出肠道内气体，减轻腹胀。

2. 用物准备

（1）治疗盘内备注洗器，量杯或小容量灌肠筒，肛管（20～22号），温开水5～10 ml，弯盘，血管钳，润滑剂，棉签，卫生纸，橡胶单及治疗巾，水温计，便盆及便盆巾，输液架，屏风。

（2）常用灌肠溶液："1、2、3"溶液（50%硫酸镁30 ml，甘油60 ml，温开水90 ml）；甘油或液状石蜡50 ml加等量温开水；各种植物油120～180 ml。溶液温度一般为39℃～41℃。

3. 操作步骤

（1）操作者洗手、戴口罩，携用物至床旁，核对床号、姓名，解释，嘱患者排尿。关闭门窗，以窗帘或屏风遮挡。

（2）同大量不保留灌肠。

（3）润管、排气：注洗器抽吸溶液，连接肛管，排气夹管，润滑肛管前端。

（4）插管、灌液：将肛管轻轻插入直肠 7～10 cm，松开血管钳，注入溶液，注毕夹管，取下注洗器再吸取溶液，松夹后再行灌注。（图 9－2）如此反复直至溶液注完。注入温开水 5～10 ml，抬高肛管尾端，反折肛管尾端，轻轻拔出置入弯盘内，擦净肛门，协助患者取舒适卧位，嘱其尽量保留 10～20 min。

（5）整理、记录：整理床单位，清理用物，做好记录。

4. 注意事项

同"大量不保留灌肠"。

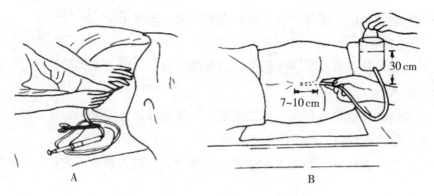

图 9－2 小量不保留灌肠

（三）清洁灌肠

清洁灌肠用于彻底清除滞留在结肠内的粪便，适用于直肠、结肠 X 线摄片和手术前的肠道准备，其操作步骤同"大量不保留灌肠法"。清洁灌肠是反复多次进行大量不保留灌肠的一种方法，首次用肥皂水，以后用生理盐水，直到排出液清洁无粪质为止。注意灌肠时压力要低，液面距肛门高度不超过 40 cm。

二、保留灌肠

保留灌肠是将药液灌入到直肠或结肠内，通过肠黏膜吸收达到治疗的目的。

1. 目的

镇静、催眠和治疗肠道感染。

2. 用物准备

（1）肛管（20 号以下），其余同"小量不保留灌肠"。

（2）常用溶液：药物剂量遵医嘱准备，灌肠溶液不超过 200 ml，溶液温度 39℃～41℃。镇静催眠用 10% 水合氯醛；肠道感染用 2% 小檗碱，0.5%～1% 新霉素或其他抗生素。

3．操作步骤

（1）操作者洗手、戴口罩，携用物至床旁，核对床号、姓名，解释，嘱患者排便、排尿。关闭门窗，以窗帘或屏风遮挡。

（2）根据病情选择不同卧位，如慢性痢疾者取左侧卧位，阿米巴痢疾者取右侧卧位，臀部垫高 10 cm，其余同"小量不保留灌肠法"准备。

（3）同小量不保留灌肠法轻轻插入肛管 15～20 cm，液面距肛门不超过 30 cm，最后注入 5～10 ml 温开水，并抬高肛管末端。

（4）拔出肛管置弯盘内，擦净肛门并按揉，嘱患者尽量忍耐，保留药液在 1 h 以上。

（5）整理床单位。清理用物，观察患者反应，做好记录。

4．注意事项

（1）正确评估患者，了解灌肠的目的和病变部位，以便掌握灌肠的卧位和插入导管的深度。

（2）灌肠前应嘱患者排便，肛管要细，插管要深，液量要小，压力要低，使灌入药液能保留较长时间，利于肠黏膜吸收。

（3）肛门、直肠、结肠手术后的患者及排便失禁的患者均不宜作保留灌肠。

复习思考题

1．小量不保留灌肠"1、2、3"溶液的组成有哪些？

2．应如何为便秘患者进行健康指导？

3．患者王某，50 岁，建筑工人，在烈日下操作 4 h 后，感到乏力，头晕，头痛，出汗减少。检查：体温 41℃，面色潮红，脉搏 110 次/分，呼吸 24 次/分。诊断：轻度中暑。医嘱：大量不保留灌肠。请问：

（1）灌肠的目的是什么？

（2）选用何种溶液？

（3）灌肠溶液的温度和液量是多少？

膀胱置管技术

第一节 排尿的观察与处理

一、尿液的观察

(一) 正常尿液的观察

正常情况下,排尿受意识控制,无痛苦,无障碍,可自主随意进行。一般成年人白天排尿 3 ~ 5 次,夜间排尿 0 ~ 1 次,每次尿量 200 ~ 400 ml,24 h 的尿量约 2000 ml,平均在 1500 ml 左右。

正常新鲜尿液呈淡黄色或深黄色,澄清、透明,弱酸性,pH 为 4.5 ~ 7.5,比重为 1.015 ~ 1.025。正常尿液气味来自尿内的挥发酸。尿液久置后,因尿素分解产生氨,故有氨臭味。

(二) 异常尿液的观察

1. 尿量和次数

(1) 多尿:是指 24 h 尿量超过 2500 ml,可见于患有糖尿病、尿崩症、肾功能衰竭等疾病的患者。

(2) 少尿:指 24 h 尿量少于 400 ml 或每小时少于 17 ml,可见于有心脏、肾脏、肝脏功能衰竭等的患者。

(3) 无尿或尿闭:指 24 h 尿量少于 100 ml 或 12 h 内无尿,可见于出现严重休克、急性肾功能衰竭、药物中毒等情形的患者。

(4) 尿频:排尿次数增加。

2．颜色

（1）血尿：血尿颜色的深浅，与尿液中所含红细胞多少有关，尿液中含红细胞量多时呈肉水色。血尿常见于急性肾小球肾炎、输尿管结石、泌尿系统肿瘤、结核及感染。

（2）血红蛋白尿：大量红细胞在血管内破坏，形成血红蛋白尿，呈浓茶色、酱油样色，隐血试验阳性。常见于溶血、恶性疟疾和阵发性睡眠性血红蛋白尿。

（3）胆红素尿：尿呈深黄色或黄褐色，震荡后泡沫液呈黄色。见于阻塞性黄疸和肝细胞性黄疸。

（4）乳糜尿：因尿液中含有淋巴液，故呈乳白色。见于丝虫病。

3．透明度

尿液中含有大量脓细胞、红细胞、上皮细胞、细菌或炎性渗出物时，排出的新鲜尿液即呈白色絮状混浊，加热、加酸或加碱后，其混浊不变，见于泌尿系感染。

4．气味

若新鲜尿液有氨臭味，疑为泌尿系感染。糖尿病酮症酸中毒时，因尿中含有丙酮，故有烂苹果味。

5．酸碱反应

酸中毒患者的尿液可呈强酸性，严重呕吐患者的尿液可呈强碱性。

6．比重

尿比重的高低主要取决于肾脏的浓缩功能。若尿比重经常为 1.010 左右，提示肾功能严重障碍。

7．膀胱刺激征

主要表现是尿频、尿急、尿痛且每次尿量减少。有膀胱刺激征时常伴有血尿。

二、 排尿异常的处理

（一）尿失禁

指排尿失去意识控制或不受意识控制，尿液不自主地流出。根据尿失禁的原因分为：

（1）真性尿失禁：膀胱完全不能储存尿液，表现为持续滴尿。

（2）假性尿失禁（充盈性尿失禁）：膀胱内的尿液充盈达到一定压力时，即可不自主溢出少量尿液。当膀胱内压力降低时，排尿立即停止，但膀胱仍呈胀满状态，尿液不能排空。

（3）压力性尿失禁：当咳嗽、打喷嚏或运动时腹肌收缩，腹内压升高，以致不自主地有少量尿液排出。

1. 心理护理

尿失禁患者的心理压力较大，常感到自卑和忧郁，期望得到理解和帮助，护士应尊重患者人格，给予安慰和鼓励，使其树立信心，积极配合治疗和护理。

2. 皮肤护理

保持床铺清洁干燥，并用温水擦洗会阴，定期按摩受压部位，以防压疮发生。

3. 设法接尿

男患者可置尿壶于外阴合适部位接尿，或用阴茎套连接尿液引流袋接尿，但此法只宜短时间采用。女患者可用女式尿壶紧贴外阴接取尿液，也可用接尿器或成人尿不湿。随时了解患者对各种处理措施的反应，及时调整至患者舒适。

4. 留置导尿管引流

对长期尿失禁患者，给予留置导尿管持续导尿或定时放尿。

5. 室内环境

定时开门窗通风换气，除去不良气味，保持室内空气新鲜，使患者舒适。

6. 观察排尿反应

充溢性尿失禁患者膀胱充盈时可能出现腹胀、不安，应注意观察，尽可能在尿液溢出前帮患者试行排尿。对慢性患者或老年患者，可每隔 2～3 小时给予便器一次，有意识地控制排尿。

7. 健康教育

（1）向患者解释多饮水可促进排尿反射，并可预防泌尿道感染，嘱其每日摄入液体 2000～3000 ml，入睡前限制饮水，以减少夜间尿量。

（2）训练膀胱功能，初期每隔 1～2 h 让患者排尿，以手掌用柔力自膀胱上方持续向下压迫，使膀胱内尿液被动排出，以后逐渐延长排尿时间，并锻炼盆底肌肉，促进排尿功能恢复。

（3）进行盆底肌肉锻炼，指导患者取立、坐或卧位试行排尿或排便动作，先慢慢收紧，再缓缓放松，每次 10 秒左右，每日进行 5～10 次，以不觉疲乏为宜。

（二）尿潴留

指膀胱内潴留大量尿液而又不能自主排出。当尿潴留时，膀胱容积可增至 3000～4000 ml，膀胱高度膨胀，可至脐部。患者主诉下腹胀痛，排尿困难。体检可见耻骨上膨隆，扪及囊样包块，叩诊呈实音，有压痛。

1. 心理护理

针对患者的心态给予解释和安慰，以缓解其窘迫和焦虑不安。

2. 环境和姿势

可用屏风或床帘遮挡，为患者创造一个隐蔽的环境。在病情许可情况下，卧床患者可略抬上身或在他人扶助下坐起，尽量以患者习惯的姿势排尿。

3. 诱导排尿

（1）听流水声。

（2）温水缓缓冲洗会阴。

（3）下腹部热敷。

（4）针刺关元、中极穴。

（5）按摩膀胱：术者将手置于腹部，轻轻推揉膀胱 10～20 次，使腹肌放松，然后再用手掌自膀胱向尿道方向推移按压，力量由轻到重逐渐加压，切忌用力过猛损伤膀胱，另一手按压关元、中极穴，促进排尿。

诱导排尿无效则行无菌导尿术。

4. 健康教育

（1）指导患者养成定时排尿习惯，饮水 2～3 h 后鼓励患者排尿。

（2）教患者利用条件反射诱导排尿。

（3）对需绝对卧床或某些手术患者，应有计划地训练床上排尿，以避免因排尿姿势不习惯而导致的尿潴留。

第二节　导尿术与导尿管留置术

一、导尿术

导尿术是在严格无菌操作下，用导尿管经尿道插入膀胱引流尿液的方法。

（一）目的

1. 为尿潴留患者放出尿液，以减轻痛苦。

2. 协助临床诊断。如留取未被污染的尿标本作细菌培养；测量膀胱容量、压力及检查残余尿液；进行尿道和膀胱造影等。

3. 为膀胱肿瘤患者进行膀胱腔内化疗。

（二）用物准备

治疗盘内备：无菌导尿包（内装 8 号和 10 号导尿管各 1 根、血管钳 2 把、小药杯 1 个内置棉球若干，润滑油棉球瓶 1 个，洞巾 1 块，弯盘 2 只，有盖标本瓶或试管 1 个）；无菌持物钳和容器 1 套，无菌手套 1 副，碘伏溶液 1 瓶。

外阴清洁用物：治疗碗 1 个（内盛碘伏棉球 10 余个，血管钳 1 把），弯盘 1 个，消毒手套 1 只或指套 2 只，小橡胶单和治疗巾（或一次性尿垫），浴巾、便盆及便盆巾，屏风，男性患者需准备纱布罐。

（三）操作步骤

1. 女性患者导尿术

女性尿道长 4～5 cm，富于扩张性，尿道外口位于阴蒂下方，与阴道口、肛门相邻，易发生尿道的逆行感染。

（1）操作前准备：洗手、戴口罩，携用物至床旁，核对床号、姓名，解释。关闭门窗，以窗帘或屏风遮挡，指导或协助患者清洗外阴。

（2）操作前患者准备：操作者站在患者右侧，松开床尾盖被，协助患者脱去对侧裤腿，盖在近侧腿部并盖上浴巾，对侧腿用盖被遮盖。帮助患者取屈膝仰卧位，两腿略外展，暴露外阴，将小橡胶单和治疗巾垫于患者臀下，弯盘置于患者外阴旁，治疗碗置于弯盘后。

（3）清洗外阴：左手戴手套或指套，右手持血管钳夹取棉球依次消毒阴阜、大阴唇，接着左手分开大阴唇，消毒小阴唇和尿道口，消毒顺序自上而下，由外向内，每个棉球限用一次。注意：血管钳不可接触肛门区域。污棉球置弯盘内。消毒完毕，脱下手套置弯盘内，将弯盘和治疗碗移至床尾。

（4）铺巾、消毒：在患者两腿间打开导尿包，倒碘伏溶液于小药杯内，浸湿棉球，戴无菌手套，铺洞巾，使洞巾和治疗巾内层形成一无菌区。按操作顺序排列好无菌用物，用液状石蜡棉球润滑导尿管前端。左手拇指、食指分开并固定小阴唇，右手持血管钳夹取消毒液棉球，依次消毒双侧小阴唇、尿道口，污棉球置弯盘内。消毒毕，将弯盘、小药杯、血管钳移至床尾。左手仍继续固定小阴唇。

（5）插管：嘱患者张口呼吸，用另一血管钳夹导尿管对准尿道口轻轻插入尿道 4～6 cm，见尿液流出再插入 1～2 cm，松开左手，固定导尿管，将尿液引入弯盘内。（图 10－1）当弯盘内盛满尿液，用血管钳夹住导尿管尾端，将尿液倒入便盆内，再打开导尿管继续放尿。注意观察患者的反应及询问其感觉。若需做尿培养，用无菌标本瓶接取中段尿液 5 ml，盖好瓶盖，放置合适处。

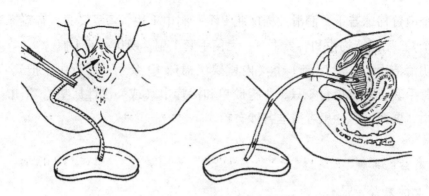

图 10 - 1　女性患者导尿术

（6）拔管：导尿毕，夹住导尿管末端，轻轻拔出导尿管，撤下洞巾，擦净外阴，脱手套。

（7）协助患者穿好裤子，取舒适卧位，整理床单位，做好记录。

2. 男性患者导尿术

男性尿道长 18～20 cm，有 3 个狭窄，即尿道内口、膜部和尿道外口；2 个弯曲，即耻骨下弯和耻骨前弯。耻骨下弯固定无变化，而耻骨前弯则随阴茎位置不同而变化。因此，在导尿时必须掌握这些解剖特点，使患者能顺利地接受导尿。

（1）操作前准备：洗手、戴口罩，携用物至床旁，核对床号、姓名，解释。关闭门窗，窗帘或屏风遮挡，指导或协助患者清洗外阴。

（2）操作前患者准备：操作者站在患者右侧，协助患者仰卧，两腿平放略分开，暴露会阴部，臀下垫橡胶单与治疗巾。

（3）擦洗外阴：一手戴手套，一手持血管钳夹消毒液棉球依次消毒阴阜、阴囊及阴茎。再用无菌纱布裹住阴茎，将包皮向后推，暴露尿道口，自尿道口向外向后旋转擦拭消毒尿道口、龟头及冠状沟数次。污棉球、手套置弯盘内移至床尾。

（4）消毒：打开导尿包，倒消毒液，戴手套，铺洞巾，润滑导尿管前端。左手用无菌纱布裹住阴茎并提起，使之与腹壁成 60°角（图 10 - 2），将包皮向后推以暴露尿道口，用消毒液棉球再次消毒，方法同前。

（5）插管：左手固定阴茎，嘱患者张口呼吸，用血管钳夹导尿管前端，对准尿道口轻轻插入 20～22 cm，见尿液流出后，再插入 1～2 cm，将尿液引流入弯盘内。

（6）做尿培养和导尿后拔管同"女性患者导尿术"。

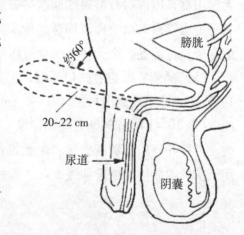

图 10 - 2　男性患者导尿时阴茎与腹壁成 60°角

（四）注意事项

1. 用物必须严格灭菌，执行无菌操作，预防尿路感染。

2. 耐心解释，保护患者自尊，操作环境要遮挡。

3. 选择光滑粗细适宜的导尿管，插管动作轻柔，避免损伤尿道黏膜。

4. 为女性患者导尿时，若误入阴道应立即更换导尿管重新插入。

5. 对膀胱高度膨胀又极度虚弱的患者，第一次放尿不应超过 1000 ml，因为大量放尿，可使腹腔内压力突然降低，大量血液滞留于腹腔血管内，引起患者血压突然下降产生虚脱。另外，膀胱突然减压，可引起膀胱黏膜急剧充血，发生血尿。

二、导尿管留置术

导尿管留置术是指在导尿后将导尿管保留在膀胱内引流尿液的方法。

（一）目的

1. 抢救危重、休克患者时正确记录每小时尿量，测量尿比重，以密切观察患者的病情变化。

2. 盆腔内器官手术前引流尿液，排空膀胱，避免手术中误伤。

3. 某些泌尿系手术后留置导尿管，便于引流和冲洗，并可减轻手术切口的张力，有利于愈合。

4. 为尿失禁或会阴部有伤口的患者引流尿液，保持会阴部的清洁干燥。

5. 为尿失禁患者行膀胱功能锻炼。

（二）用物准备

同"导尿术"用物，另备无菌气囊导尿管 1 根（16 ~ 18 号）、10 ml 无菌注射器 1 副、无菌生理盐水 10 ~ 30 ml，无菌集尿袋 1 只，橡皮圈 1 只，安全别针 1 个。

（三）操作步骤

1. 同"导尿术"消毒会阴部及尿道外口，插入导尿管，见尿后再插入 4 ~ 6 cm。根据导尿管上注明的气囊容积向气囊注入等量的生理盐水，轻拉导尿管有阻力感，即证实导尿管已固定于膀胱内。（图 10 - 3）

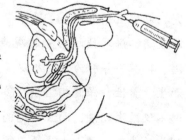

图 10 - 3　气囊导尿管留置法

2. 将导尿管尾端与集尿袋的引流管接头连接，开放导尿管。用橡皮圈、安全别针将集尿袋的引流管固定在床单上，集尿袋妥善地固定在低于膀胱的高度。

3. 协助患者穿好裤子，取舒适的卧位，整理床单位，清理用物，做好记录。

（四）注意事项

1. 向患者及家属解释留置导尿的目的和护理方法，使他们认识到预防泌尿道感染的重要性，并鼓励患者家属主动参与护理。

2. 鼓励患者每天摄取足够的水分和进行适当的活动，使尿量维持在 2000 ml 以上，产生自然冲洗尿路的作用，以减少尿路感染的机会，同时也可以预防尿路结石的形成。

3. 保持引流的通畅，避免导尿管受压、扭曲、堵塞等导致泌尿系感染。

4. 防止泌尿系统逆行感染。

（1）清洁。对于女性患者，可用消毒液棉球擦拭外阴及尿道口，对于男性患者，可用消毒液棉球擦拭尿道口、龟头及包皮，每天 1～2 次。

（2）每日定时更换集尿袋，及时排空集尿袋，并记录尿量。

（3）每周更换导尿管 1 次，硅胶导尿管可酌情延长更换周期。

5. 患者离床活动时，集尿袋不得超过膀胱高度并避免挤压，防止尿液逆流。

6. 训练膀胱反射功能，可采用间歇性夹管方式。夹闭导尿管，每 3～4 h 开放 1 次，使膀胱定时充盈和排空，促进膀胱功能的恢复。

7. 注意倾听患者的主诉并观察尿液的情况，发现尿液混浊、沉淀、有结晶时，应及时处理，每周尿常规检查 1 次。

▶思政元素

大医精诚——孙思邈

孙思邈，唐代医药学家，20 岁精通道家典籍，无意仕途功名，热衷于医学研究，以毕生精力撰写了医学专著《千金要方》和《千金翼方》。孙思邈非常重视预防疾病，讲求预防为先的观点，坚持辨证施治的方法，强调"每日必须调气、补泻、按摩、导引为佳，勿以康健便为常然"。重视运动保健，提出了食疗、药疗、养生、养性、保健相结合的防病治病主张，并创造了以细葱管导尿的导尿法。孙思邈不仅医术精湛，而且医德高尚。《千金要方》中的"大医精诚篇"是中国医学伦理学的典范，强调医生须以解除病人痛苦为唯一职责，其他则"无欲无求"，对病人一视同仁，"皆如至尊""华夷愚智，普同一等"。孙思邈用毕生精力实现了自己的道家医德思想，是中国医德思想的创始人。他医德高尚，实为后世之楷模，千余年来，一直为中国人民和医学工作者所称颂，被尊称为"药王"。

第三节 膀胱冲洗术

膀胱冲洗术是将溶液通过留置导尿管或耻骨上膀胱造瘘管灌入膀胱内，再利用虹吸原理将灌入的液体引流出来的方法。

一、目的

1. 对留置导尿的患者，保持其尿液引流通畅。

2. 清洁膀胱，清除膀胱内血凝块、黏液及细菌等异物，防止感染。

3. 治疗某些膀胱疾病，如膀胱炎、膀胱肿瘤。

二、用物准备

1. 无菌生理盐水（1000 ml 规格）1 袋、输液管、无菌治疗巾、无菌手套、无菌治疗碗、空针、换药盘（内装消毒用棉球）。

2. 常用冲洗溶液：生理盐水、0.1% 新霉素溶液、0.02% 呋喃西林液、氯己定液、3% 硼酸液。温度 38℃～40℃，前列腺肥大摘除术后患者用冰生理盐水灌洗。

三、操作方法

1. 按导尿管留置术固定导尿管。

2. 冲洗药液或在输液瓶内，并悬挂在床旁输液架上（瓶底离床沿 60 cm）。连接冲洗装置各部（Y 型管的两个分管，一个接引流管，另一个接导尿管，主管连接冲洗管）。

3. 夹紧引流管，开放冲洗管，使溶液滴入膀胱，滴速一般为 40～60 滴/分。待患者有尿意时（或滴入溶液 200～300 ml 后），夹紧冲洗管，打开引流管，将冲洗液全部引流出来，再夹紧引流管，按需要量，如此反复冲洗。引流时，Y 形管须低于耻骨联合，以使引流彻底，每天可冲洗 3 - 4 次。

四、注意事项

1. 严格无菌操作，防止感染，防止导尿管和引流管接头污染。

2. 冲洗过程中要密切观察病情及流出液体。若患者有剧痛或流出血性液体时，应立即停止冲洗，并积极处理。

3. 冲洗过程中，压力不宜过高，冲洗瓶内的液面距床面约 60 cm 为宜。滴速应保持在 60～80 滴／分，不宜过快，以防患者尿意强烈，膀胱收缩，迫使冲洗液从导尿管侧溢出尿道外。

4. 保持引流通畅，避免导尿管反折、扭曲、受压造成引流不畅。

5. 如滴入治疗药物，须在膀胱内保留 30 min 后再引流出体外。

复习思考题

1. 导尿管留置术患者应如何防止尿路逆行感染？

2. 解释概念：尿潴留、导尿术。

3. 患者郑某，女，55 岁，行胆囊手术后 6 h 未排尿，精神焦虑。主诉：下腹部胀痛，有尿意，但排尿困难。体检：耻骨联合上膨隆，可触及一囊性包块，叩诊呈实音。请问：该患者可能发生什么情况？应采取哪些措施帮助患者解除痛苦？

第十一章
吸入疗法与排痰技术 DI SHIYI ZHANG

第一节 吸入疗法

一、氧气吸入疗法

氧气是人体生命活动不可缺少的物质。当供应组织的氧不足或组织利用氧的能力发生障碍时，机体的机能、代谢和形态结构可发生异常变化，这一过程称为缺氧。氧气疗法是指通过给氧，提高动脉血氧分压（PaO_2）和动脉血氧饱和度（SaO_2），增加动脉血氧含量（CaO_2），纠正由各种原因造成的缺氧状态，促进组织的新陈代谢，维持机体生命活动的一种治疗方法。

（一）缺氧类型和氧疗的适应证

缺氧按发病原因不同分为四种类型。氧疗对低张性缺氧疗效最好，临床上应用最广泛。

1. 低张性缺氧

由于吸入气体中氧分压过低；外呼吸功能障碍；静脉血分流入动脉而引起的缺氧。主要特点为动脉血氧分压降低，氧饱和度下降。常见于高山病、慢性阻塞性肺气肿、支气管哮喘、先天性心脏病等疾病。

2. 血液性缺氧

由于血红蛋白数量减少或性质改变，造成血氧含量降低或血红蛋白结合的氧不易释放所致。血气分析可见 CaO_2 降低，PaO_2 一般正常。常见于严重贫血、一氧化碳中毒、高铁血红蛋白症等症状。

3. 循环性缺氧

由于动脉血灌注不足、静脉血回流障碍使组织供氧量减少所致。血气分析可见 PaO_2、SaO_2、CaO_2 正常，而动 - 静脉血氧含量差增加。常见于休克、心力衰竭等症状。

4. 组织性缺氧

由于组织细胞利用氧异常所致。血气分析可见 PaO_2、SaO_2、CaO_2 正常，而静脉血氧分压、氧饱和度、氧含量明显高于正常。常见于氰化物中毒、大量放射线照射等。

(二) 缺氧程度判断

对缺氧程度的判断，除临床表现外，主要根据 PaO_2 和 SaO_2 做出，其中 PaO_2 是反映缺氧的敏感指标，是决定是否给氧的重要依据。PaO_2 的正常值为 $80 \sim 100$ mmHg。

1. 轻度低氧血症

$PaO_2 > 50$ mmHg，$SaO_2 > 80\%$，无发绀，一般不需氧疗。如果出现呼吸困难，可给予低流量低浓度（氧流量 $1 \sim 2$ L/min）氧吸入。

2. 中度低氧血症

PaO_2 $30 \sim 50$ mmHg，SaO_2 $60\% \sim 80\%$，有发绀、呼吸困难症状，需氧疗。

3. 重度低氧血症

$PaO_2 < 30$ mmHg，$SaO_2 < 60\%$，显著发绀，呼吸极度困难，出现三凹症，是氧疗的绝对适应证。

(三) 氧疗的种类

临床上根据吸入氧浓度将氧疗分为低浓度、中等浓度、高浓度、高压氧四类。

氧浓度与氧流量的关系为：吸氧浓度（%） $= 21 + 4 \times$ 氧流量（L/min）。

1. 低浓度氧疗

又称控制性吸氧，吸氧浓度低于 40%。应用于低氧血症伴二氧化碳潴留的患者，如慢性阻塞性肺病和慢性呼吸衰竭。因慢性缺氧患者长期二氧化碳分压高，呼吸中枢对二氧化碳增高的反应很弱，呼吸的维持主要依靠缺氧刺激颈动脉体和主动脉体的化学感受器，沿神经上传至呼吸中枢，反射性地引起呼吸。如果给予高浓度的氧吸入，低氧血症迅速解除，但缺氧兴奋呼吸中枢的作用消失，导致呼吸抑制，加重二氧化碳的潴留，甚至发生二氧化碳麻醉。

2. 中等浓度氧疗

吸氧浓度为 $40\% \sim 60\%$。主要用于有明显通气/灌流比例失调或显著弥散障碍的患者，特别是血红蛋白浓度很低或心输出量不足者，如出现肺水肿、心肌梗死、休克等症状的患者。

3. 高浓度氧疗

吸氧浓度在 60% 以上。应用于单纯缺氧而无二氧化碳潴留的患者，如成人型呼吸窘迫综合征、心肺复苏后的生命支持阶段。

4. 高压氧疗

指在特殊的加压舱内，以 $2 \sim 3 \ kg/cm^2$ 的压力给予 100% 的氧吸入。主要适用于一氧化碳中毒、气性坏疽等。

（四）供氧装置

供氧装置有氧气筒及氧气表和氧气管道装置（中心供氧装置）两种。

1. 氧气筒及氧气表装置（图 11 - 1）

（1）氧气筒：为圆柱形无缝钢筒，筒内耐高压 14.7 MPa（150 kg/cm^2），容积为 40 L，容纳氧约 6000 L。氧气筒的顶部有一总开关，可控制氧气的放出，使用时将总开关向逆时针方向旋转四分之一周，即可放出足够的氧气。氧气筒颈部的侧面有一气门与氧气表相连，是氧气自筒内输出的途径。

（2）氧气表：由压力表、减压器、流量表、湿化瓶、安全阀等部分组成。

①压力表：能测知筒内氧气的压力，以 Mpa 或 kg/cm^2 为单位，压力越大，则说明氧气贮存量越多。

②减压器：是一种弹簧自动减压装置，可将氧气筒内的压力减低至 $2 \sim 3 \ kg/cm^2$，使氧气流量平稳，保证安全，便于使用。

③流量表：能测量每分钟氧的流出量。流量表内装有浮标，当氧气通过流量表时，即将浮标吹起，从浮标上端平面所指刻度，可以测知每分钟氧气的流出量，用 L/min 表示。

④湿化瓶：湿化氧气，以免呼吸道黏膜被干燥的气体刺激。瓶内装入三分之一至二分之一冷开水，通气管浸入水中，出气橡胶管和鼻导管相连。湿化瓶应每天换水一次。

⑤安全阀：用于防止发生意外。当氧气流量过大、压力过高时，安全阀的内部活塞即自行上推，使过多的氧气由四周小孔流出，以保证安全。

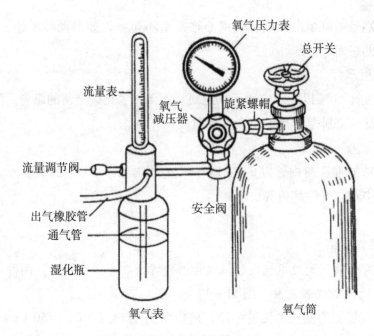

图 11-1 氧气筒和氧气表的装置

（3）装表法：将氧气表装在氧气筒上，以备急用。

①冲气门：将氧气筒置于氧气架上，打开总开关，使少量气体从气门流出，随即迅速关好总开关，以达到清洁该处的目的，避免灰尘吹入氧气表内。

②装氧气表：将表接于氧气筒的气门上，用手初步旋紧，然后将表稍后倾，再用扳手旋紧，使氧气表直立于氧气筒旁，接好湿化瓶。

③接管与检查：将橡胶管一端接氧气表，检查氧气表下的流量调节阀关好后，旋开总开关，再旋开流量调节阀，检查氧气流出是否通畅、有无漏气以及全套装置是否适用，最后关上流量调节阀，推至病室备用。

（4）卸表法：氧气筒需再次充氧时，将氧气表卸下。

①放余气：旋紧总开关，打开流量调节阀，放出余气，再关好流量调节阀，卸下湿化瓶。

②卸氧气表：一手持表，一手用扳手旋松氧气表的螺帽，然后用手旋开，将表卸下。

2. 氧气管道化装置

医院的氧气供应可集中由供应站负责供给，设管道通至各病区、门诊和急诊室。供应站有总开关进行管理，各用氧单位配有氧气表，打开流量表即可使用。

（五）氧疗方法

1. 鼻导管法

它是将一根细导管插入一侧鼻孔，经鼻腔到达鼻咽部，导管末端连接氧气的给氧方法，为临床上最常用的方法之一。

（1）用物准备：治疗盘内备鼻导管、胶布、橡胶管、玻璃接管、棉签、纱布、扳手、弯盘、小药杯（内盛清水）、别针、氧气记录单、笔、供氧装置一套（氧气筒或氧气管道装置）。

（2）操作步骤：

①备齐用物携至床边，核对床号、姓名，向患者解释，以取得合作，备2条胶布，清洁一侧鼻腔。

②连接鼻导管，测量长度（鼻尖至耳垂的2/3，图11-2），调节氧流量（轻度缺氧：1~2 L/min，中度缺氧：2~4 L/min，重度缺氧：4~6 L/min），润滑鼻导管，插入鼻腔，胶布固定。

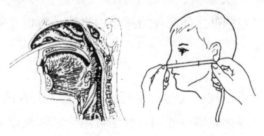

图11-2 鼻导管插入的长度

③记录给氧时间、氧流量；整理床单位，清理用物。

④停用氧气时，先拔出鼻导管，关总开关，待氧气表压力降至零时，再关流量表，记录停氧时间及用氧效果。

（3）注意事项：

①严格遵守操作规程，注意用氧安全。切实做到四防：防震、防火、防热、防油。

②在用氧过程中，要经常观察缺氧症状是否改善或通过动脉血气分析判断疗效。

③鼻导管持续给氧者，应每日更换鼻导管2次以上，双侧鼻腔交替插管，并及时清除鼻腔分泌物，防止导管阻塞而致无效用氧。

④氧气筒内氧气不可用尽，压力表指针在0.5 MPa时即不可再用，以免灰尘进入筒内，再次充氧时引起爆炸。

⑤对未用完或已用尽的氧气筒应分别悬挂"满"或"空"的标志，便于及时

调换及急用时搬运，提高抢救速度。

2. 鼻塞法

鼻塞是一种用塑料制成的球状物，有单侧和双侧鼻塞，将鼻塞塞入鼻前庭内给氧。此法刺激小，患者感觉舒适，且使用方便。适用于长期吸氧的患者，但张口呼吸或鼻腔堵塞者效果较差。

3. 漏斗法

将漏斗置于患者的口鼻部上方 1～3 cm，用绷带或细棉线适当固定。此法适用于小儿及气管切开的患者。

4. 面罩法

将面罩置于患者口鼻部供氧，氧气自下端输入，呼出的气体从面罩两侧孔排出。由于口腔、双侧鼻腔都能吸入氧气，效果较好，适用于病情较重、氧分压明显下降者，给氧时必须有足够的氧流量，一般为 6～8 L/min。

5. 氧气头罩法

将患者头部置于氧气头罩里，罩面上有多个小孔，可以保持罩内一定的氧浓度、温度和湿度。头罩与颈部之间要保持适当的空隙，防止二氧化碳潴留及重复吸入。此法主要用于小儿。

6. 氧气枕法

氧气枕是一长方形橡胶枕，枕的一角有一橡胶管，上有调节器可调节氧流量，氧气枕充入氧气，接上湿化瓶即可使用。此法可用于家庭氧疗、危重患者的抢救或转运途中，以枕代替氧气装置。

（六）氧疗副作用及预防

当氧浓度高于 60%、持续时间超过 24 h，可能出现氧疗副作用。常见的副作用有：

1. 氧中毒

长时间、高浓度的氧吸入可导致肺实质的改变，如肺泡壁增厚、出血。氧中毒患者常表现为胸骨下不适、疼痛、灼热感，继而出现恶心、呕吐、烦躁不安、干咳、进行性呼吸困难。预防的关键是避免长时间、高浓度氧疗及经常做血气分析，动态观察氧疗的治疗效果和不良反应。

2. 肺不张

患者吸入高浓度的氧后，肺泡内氮气被大量置换，一旦支气管有阻塞时，其所属肺泡内的氧气被肺循环血液迅速吸收，引起吸入性肺不张。患者可表现为烦躁、呼吸及心率加快、血压上升，甚至出现呼吸困难、发绀、昏迷。预防的关键是控制吸氧的浓度，鼓励患者经常更换卧位、做深呼吸、多咳痰，防止分泌物阻塞。

3. 呼吸道分泌物干燥

氧气是一种干燥气体，如持续吸入未经湿化且浓度较高的氧气，可导致呼吸道黏膜干燥，分泌物黏稠，不易咳出，且有损纤毛运动。预防的关键是加强吸入气体的湿化，定期做雾化吸入。

4. 晶状体后纤维组织增生

仅见于新生儿，尤其是早产儿。由于视网膜血管收缩、视网膜纤维化，最后出现不可逆转的失明，应控制吸氧浓度和吸氧时间。

5. 呼吸抑制

多见于低氧血症伴二氧化碳潴留的患者吸入高浓度的氧之后。预防的关键是低流量、低浓度（1～2 L/min）持续给氧，维持 PaO_2 在 60 mmHg 左右。

二、雾化吸入疗法

雾化吸入疗法是用雾化装置将药物（溶液或粉末）分散成微小的雾滴或微粒，使其悬浮于气体中，经口或鼻腔进入呼吸道及肺内，达到湿化气道、局部治疗（解痉、消炎、祛痰）及全身治疗的目的。由于雾化吸入法见效快、药物用量小、不良反应轻，临床已广泛使用。

（一）目的

1. 湿化呼吸道

通过吸入湿润温暖的气体，减少呼吸道的刺激，如全身麻醉手术后、气管切开术后、呼吸道烧伤等。

2. 治疗呼吸道感染

消除炎症，减轻咳嗽，稀释痰液、帮助祛痰，如急慢性咽喉炎、鼻炎、慢性支气管炎等。

3. 改善通气功能

解除支气管痉挛，保持呼吸道通畅，如支气管哮喘。

4. 治疗肺癌

间歇吸入抗癌药物治疗肺癌。

（二）常用药物

1. 抗生素：如庆大霉素、卡那霉素等。

2. 解除支气管痉挛：如氨茶碱、沙丁胺醇等。

3. 稀释痰液：如 α - 糜蛋白酶、乙酰半胱氨酸溶液等。

4. 减轻呼吸道黏膜水肿：如地塞米松等。

（三）方法

1. 超声波雾化吸入疗法

（1）用物准备：超声雾化吸入器、螺纹管、面罩（或口含嘴）、药液、冷蒸馏水、小治疗巾等。

（2）超声波雾化吸入器的构造：

①超声波发生器：通电后可输出高频电能，其面板上有电源和雾量调节开关，指示灯及定时器。

②水槽与晶体换能器：水槽盛冷蒸馏水，其底部有一晶体换能器，接收发生器输出的高频电能，将其转化为超声波的声能。

③雾化罐（杯）与透声膜：雾化罐盛药液，其底部是一半透明的透声膜，声能可透过此膜与罐内药液作用，产生雾滴喷出。

④螺纹管和口含嘴（或面罩）。

（2）作用原理：超声波雾化吸入是通过超声发生器薄膜的高频震荡，使药液变成微细的雾滴，再经呼吸道吸入，达到治疗的作用。其特点是雾量大小可以调节，雾滴小而均匀（直径在 5 μm 以下），药液随着深而慢的吸气被吸入终末支气管及肺泡。又因雾化器电子部分能产热，对雾化液有加温作用，使患者吸入温暖、舒适的气雾。

（3）操作方法：

①连接雾化器各部件，水槽内加入 250 ml 冷蒸馏水，浸没雾化罐底部的透声膜。将所需药液稀释至 30～50 ml，加入雾化罐内，将雾化罐放入水槽内嵌紧。

②携用物至病床前，核对患者并解释，协助其取舒适的体位。

③接通电源，打开电源开关；调整定时开关至所需时间；雾量调节旋钮开至所需量；药液成雾状喷出。

④协助患者放好口含嘴或面罩，紧闭口唇，深呼吸。

⑤治疗结束，取下口含嘴或面罩，先关雾化开关，再关电源开关。

⑥协助患者擦干面部，取舒适体位；清理用物，浸泡消毒螺纹管和口含嘴；放掉水槽内的水。

⑦观察并记录疗效及不良反应。

2. 氧气雾化吸入疗法

（1）用物准备：氧气雾化吸入器、氧气装置、医嘱用药。

（2）作用原理：氧气雾化吸入法是利用高速氧气气流使药液形成雾状，再由呼吸道吸入，达到治疗的目的。氧气雾化器作用原理是借助高速气流通过毛细管时在管口产生负压，将药液由邻近小管内吸出，吸出的药液又被毛细管口的高速气流撞击成细小的雾滴，形成气雾喷出。

（3）操作方法：

①按医嘱抽药液，用蒸馏水稀释或溶解药物在 5 ml 以内，注入雾化器。

②携用物至床边，核对，向患者解释，以取合作；协助患者取舒适体位。

③取下湿化瓶，再调节氧流量达 6 ~ 8 L/min，连接氧气输气管与雾化器底部的进气口。

④指导患者以鼻呼气，口含吸嘴深吸气，将药雾吸入，直至药雾吸完。

⑤治疗完毕，移去雾化器。关闭氧气开关，协助患者漱口，取舒适体位；整理用物，雾化器浸泡消毒。

⑥观察并记录疗效及不良反应。

（四）注意事项

1. 使用前先检查仪器各部件有无松动、脱落等异常情况。

2. 超声波雾化吸入器水槽底部的晶体换能器和雾化罐底部的透声膜薄而质脆，易破碎，操作中不要损坏。水槽中必须保持足够的冷蒸馏水，槽内水温不可超过 50℃，以免损坏电晶片。

3. 连续使用雾化器时，中间应间隔 30 min。

4. 氧气雾化吸入时，湿化瓶内不加水，否则易使药液稀释，影响疗效。

第二节 排痰技术

一、胸背部叩击

胸背部叩击是用手扣打胸背部使呼吸道分泌物松脱而易于排出体外的技术。

（一）方法

患者取坐位、侧卧位、俯卧位，操作者将手固定成背隆掌空状，五指并拢，有节奏地自下而上、由外向内地轻叩胸和背部，力度以患者不感到疼痛为限，边叩边鼓励患者咳嗽。

（二）注意事项

1. 不可在裸露的皮肤上拍打，患者可穿内衣。
2. 不可在患者肋骨上下、脊柱、乳房等处叩击，以免造成软组织损伤。
3. 不可在纽扣、拉链上扣打。
4. 胸背部叩击宜在饭前 1 h 进行。

二、咳嗽技术

咳嗽是清除呼吸道分泌物、保持呼吸道通畅的有效措施。对于慢性肺部疾病及术后患者，应鼓励其在清醒时每 2 h 深呼吸和咳嗽一次。咳嗽技术包括深呼吸、术后咳嗽、爆发性咳嗽。

（一）爆发性咳嗽

患者取坐位或半坐位，利用双手或枕头支托患者的胸腹部，对于有伤口的患者，应将双手压住在伤口的两侧，患者深吸气后屏气 3 s，利用胸腹肌收缩，在呼气时用力做爆破性咳嗽，将痰液咳出。

（二）分段咳嗽

又称术后咳嗽，适用于胸腹部手术后的患者。

方法：患者取坐位或半卧位，屈膝，护士将双手掌部置于患者手术切口的两侧，嘱患者连续小声咳嗽，同时护士双手向切口中心适当用力按压。这种方法可减轻切口的疼痛。

三、体位引流

体位引流是指将患者置于特殊的体位，借助重力的作用将肺及支气管内所存积的分泌物引流至较大的气管，通过咳嗽排出体外的过程。主要适用于支气管扩张、肺脓肿等病人。对高血压、心力衰竭、极度衰竭等患者禁忌。

方法：根据病变部位不同采取合适的体位，使患者肺部处于高位，其引流的支气管开口向下；体位引流同时辅以叩击，促进痰液的排出；痰液黏稠不易引流者，可配合超声波雾化吸入，使痰液稀释，易于排出；每天晨起早饭前和晚上睡眠前各 1 次，每次 20 ~ 30 min。密切观察患者的反应，如出现疲乏、头晕、面色苍白、出冷汗、血压下降、呼吸困难等，应停止引流。

四、 湿化和雾化

通过湿化装置，提高吸入气体的湿度，有助于维持呼吸系统的正常生理功能，保护气管、支气管黏膜不因干燥而受损。雾化吸入的气体成雾状，能消炎、镇咳、祛痰。雾化吸入疗法见本章第一节。

五、 吸痰

吸痰法是通过负压吸引作用，经口、鼻或人工气道将呼吸道分泌物吸出，以保持呼吸道通畅，预防吸入性肺炎、肺不张、窒息等并发症的一种方法。适用于无力咳嗽、排痰的患者，如处于昏迷、危重、气管切开、麻醉未醒前、会厌功能不好等情状的患者及新生儿、年老体弱者。常用的方法有电动吸引器吸痰法、中心吸引装置吸痰法和注射器吸痰法。

（一） 电动吸引器吸痰法

1. 用物准备

（1）电动吸引器一台：电动吸引器主要由马达、偏心轮、气体过滤器、压力表、安全瓶、储液瓶等组成。（图 11－3）安全瓶和储液瓶可储液 1000 ml，瓶塞上有两个玻璃管，并有橡胶管相互连接。接通电源后马达带动偏心轮，从吸气孔吸出瓶内空气，并由排气孔排出，不断循环转动，使瓶内产生负压，将痰液吸出。

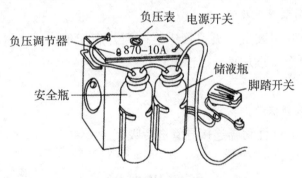

图 11－3 电动吸引器

（2）治疗盘内置有盖罐 2 个，1 个盛无菌生理盐水，1 个盛已消毒的吸痰导管数根（成人 12～14 号；小儿 8～12 号；气管插管为 6 号），弯盘、无菌纱布、无菌血管钳及镊子。必要时备压舌板、开口器、舌钳等。

2. 操作步骤

（1）洗手、戴口罩，备齐用物携至患者床旁，核对床号、姓名，向患者或家属解释，以取得合作。

（2）接通电源，打开开关，检查吸引器性能，调节负压，一般成人吸痰负压

40.0~53.3 kPa；小儿<40.0 kPa。连接吸痰管，试吸少量生理盐水，检查吸痰管是否通畅，同时湿润导管前端。

（3）检查患者口、鼻腔，取下活动义齿。患者取仰卧位，头面向操作者，昏迷患者可用压舌板或开口器帮助张口。

（4）一手折住吸痰管末端，一手持镊子夹持吸痰管前端，插入口咽部，放松导管末端，先吸口咽部分泌物，换无菌吸痰管，再经咽喉进入气管，吸气管内分泌物。吸痰管退出时，用生理盐水抽吸冲洗，以防痰液堵塞吸痰管。

（5）吸痰完毕，拭净患者脸部分泌物，安置患者舒适卧位，整理床单位，清理用物。

（6）记录吸痰次数、吸出物的性状、呼吸改善的情况。

3. 注意事项

（1）插管动作要轻、稳，插管时不可有负压，以免损伤呼吸道黏膜。

（2）为气管切开患者吸痰时，应从气管切开处先吸气管内痰液，再吸口腔、鼻腔内痰液。

（3）每次持续吸痰时间不宜超过 15 s。

（4）如痰液黏稠，可配合胸背部叩击或交替使用超声波雾化吸入，使痰液稀释，易于吸出。

（5）储液瓶每天消毒并及时倾倒瓶内液体，做好清洁消毒处理。

（二）中心吸引装置吸痰法

医院内设中心吸引装置，吸引管道连接到各病床单位，使用时需接上吸痰导管，打开开关，操作十分方便。

（三）注射器吸痰法

用 50 ml 或 100 ml 注射器连接导管进行吸痰。

复习思考题

1. 缺氧按发病原因分为哪几种类型？氧疗对哪一种缺氧效果最好？

2. 雾化吸入疗法主要有哪些作用？

3. 王某，女，76 岁，因慢性阻塞性肺病入院。患者呼吸困难，发绀明显，神志清，较烦躁，其氧分压在 5.3~6.6 kPa，二氧化碳分压大于 9.3 kPa。请问：

（1）患者缺氧程度如何？

（2）应采取何种方式给氧？为什么？

冷热疗是指用低于或高于人体温度的物质（固体、液体、气体）作用于人体，通过神经传导引起皮肤及内脏器官的血管收缩或舒张，改变机体局部或全身的血液循环状态和新陈代谢水平，以达到治疗的目的。它是临床上常用的一种物理治疗方法。

第一节　热疗技术

一、目的

（一）促进炎症的消散和局限

热使局部血管扩张，血液循环加快，促进组织中毒素的排出。血液循环改善，局部组织血流量增多，新陈代谢加快，白细胞的数量增加、吞噬能力增强。炎症早期用热，可促进炎性渗出物的吸收与炎症的消散；炎症后期用热，促进白细胞释放蛋白溶解酶，溶解坏死组织，可使炎症局限。

（二）减轻疼痛

热疗可降低痛觉神经兴奋性，又可改善血液循环，减轻炎性水肿及组织缺氧，加速致痛物质（如组胺）的排出，促进炎性渗出物的吸收，减轻因水肿而对神经末梢产生的刺激和压迫，因而减轻疼痛。同时，温热能使肌肉、肌腱、韧带等组织松弛，关节的活动范围增加，解除因肌肉痉挛、关节强直所致的疼痛。临床上常用于腰肌劳损、胃肠痉挛等。

（三）减轻深部组织的充血

热疗使皮肤血管扩张，大量呈闭锁状态的动静脉吻合支开放，体表皮肤血流量增多，全身循环血量重新分布，相对减轻深部组织的充血。

（四）保暖与舒适

热疗使血管扩张、血液循环改善、体温升高，使人感到舒适愉悦并有助于睡眠。适用于年老体弱、危重、末梢循环不良的患者及早产儿。

二、 影响热效的因素

（一）热疗方式

热疗方式分干热法和湿热法两种。湿热法的效果优于干热法，因为水的传导能力比空气强。在临床应用过程中应根据病变部位和治疗要求选择不同的热疗方式。

（二）热疗面积

热效应与热疗面积成正比，热疗面积越大，热效应越强；反之，效应就越弱。

（三）热疗时间

热效应与热疗时间不成正比关系，热疗时间一般在 15～30 min。如热疗超过一定的时间，将会产生与生理效应相反的作用，从而抵消治疗效果。

（四）热疗温度

热疗温度与体表的温度差越大，机体对热刺激的反应也越强烈；反之则越小。另外，环境温度也可影响热效应，如室温过低，则散热过快，热效应降低。

（五）个体差异

地域、年龄、性别、体质、疾病、精神状态、日常生活习惯等均可影响个体对热的敏感度。如老年人，昏迷、血液循环障碍、感觉迟钝等的患者对热的敏感性较低，长期居住在热带地区者对热的耐受性较强。

三、 禁忌证

（一）急腹症未明确诊断前

腹部热疗可减轻疼痛，因此掩盖病情真相，贻误诊断和治疗。

（二）面部危险三角区的感染

该处血管丰富，无静脉瓣，且与颅内海绵窦相通，用热可使该处血管扩张，血流量增多，导致细菌及毒素进入血液循环，促进炎症扩散，引起颅内感染或败血症。

（三）各种脏器出血

因热可使血管扩张，增加局部的血流量和血管的通透性，加重出血。

（四）软组织损伤或扭伤的初期（48 h 内）

用热可促使局部血管扩张，通透性增加，加重出血、肿胀和疼痛。

（五）其他

1. 孕妇，有皮肤湿疹、恶性肿瘤、金属移植物部位等的患者禁用热疗。
2. 感觉功能减退或意识不清的病人慎用热疗，可能会造成烫伤。

四、方法

热疗法分为干热法和湿热法。干热法有热水袋、烤灯、电热毯等，湿热法有热湿敷、热水坐浴、温水浸泡等。

（一）热水袋的使用

1. 目的

保暖、解痉、镇痛。

2. 用物准备

热水袋及布套，水温计，量杯，热水 1000 ~ 1500 ml（60℃ ~ 70℃），毛巾。

3. 操作步骤

（1）检查热水袋有无破损，测水温，调节水温至 60℃ ~ 70℃。

（2）热水袋去掉塞子，一手持热水袋袋口的边缘，另一手灌入热水至一半至三分之二满，放平热水袋，见热水达到袋口，旋紧塞子，擦干倒提，轻轻抖动，无漏水后装入布套内。

（3）携热水袋至患者床旁，再次核对患者信息，做好解释，将热水袋放至所需部位。

（4）观察局部情况，记录热疗部位、时间、效果及患者的反应。

（5）热水袋使用结束，将水倒空，倒挂晾干后吹气旋紧塞子，热水袋布套清洁后晾干备用。

4. 注意事项

（1）对有昏迷、感觉障碍、循环不良等症状的病人，老人及婴幼儿，水温应调至50 ℃以下，使用时在布套外面再包裹一层毛巾，并加强巡视，以防烫伤。

（2）用热过程中注意观察局部皮肤变化，如出现疼痛、皮肤潮红，应立即停止使用，并在局部涂凡士林或湿敷95%乙醇，以减轻疼痛、限制渗出。

（3）使用热水袋保暖，每30 min检查水温一次，及时更换热水。

（4）严格执行交接班制度。

（二）烤灯的使用

烤灯是利用热辐射作用于人体组织，起到促进局部血液循环、改善局部组织营养状况、加速伤口愈合的作用。常用的有红外线灯、鹅颈灯、护架灯、立灯等几种。

1. 目的

消炎、镇痛、解痉，促进创面干燥结痂，保护肉芽，促进上皮再生，加速伤口愈合。一般用于软组织损伤、感染伤口、压疮、关节炎等。

2. 用物准备

根据治疗部位选择不同功率的灯泡（手、足等小部位用25 W；胸、腰、腹、背等部位用500～1000 W），必要时备有色眼镜（纱布）、屏风。

3. 操作步骤

（1）携用物至床边，核对患者信息并解释，必要时用屏风遮挡，以保护病人隐私。

（2）协助患者取舒适体位，暴露治疗部位，移动灯头至治疗部位斜上方或侧方，有保护罩的灯头，可以垂直照射。面颈部及前胸部照射者应戴有色眼镜或用纱布遮盖。调节灯距、温度。一般灯距为30～50 cm，以患者自感温热为宜。

（3）观察患者反应，照射时间为20～30 min。

（4）照射完毕，移走烤灯，协助患者穿好衣服，取舒适卧位，整理床单位，清理用物。记录烤灯照射部位、时间、效果及患者反应。

4. 注意事项

（1）使用时调整好灯距及照射剂量，一般以灯距30～50 cm、有温热感、照射后皮肤出现桃红色均匀红斑为合适剂量。

（2）照射过程中经常询问患者感觉，密切观察照射部位皮肤状况，如出现过热、心慌、头晕或局部疼痛、皮肤潮红，应立即停止照射，并在局部涂凡士林。

（三）热湿敷

1. 目的

解痉、消炎、消肿、减轻疼痛。

2. 用物准备

（1）水盆（内盛热水）、水温计、热水瓶或热源。

（2）治疗盘内放：弯盘、纱布、敷布（略大于热敷面积）两块、塑料纸、长钳两把、凡士林、棉签、油布治疗巾、大毛巾（棉垫）。

（3）必要时备热水袋、屏风，有伤口者需备换药用物。

3. 操作步骤

（1）备齐用物携至床边，向患者解释以取得合作。

（2）协助患者取舒适体位，暴露治疗部位，将油布治疗巾铺在热敷部位下面，热敷部位涂凡士林后盖一层纱布，必要时用屏风遮挡，以保护患者隐私。

（3）将敷布浸入热水中，双手各持一把钳子将敷布夹起拧至半干，抖开敷布，用手腕掌侧皮肤试温，感觉不烫时即可折叠放于患处，上盖塑料纸及大毛巾。每3～5min更换敷布一次，以维持温度。一般热敷时间15～20 min。

（4）热敷毕，撤去大毛巾、敷布，揭开纱布，擦去凡士林，协助患者穿好衣服并躺卧舒适，整理床单位，清理用物。

（5）记录热敷部位、时间、效果及患者反应。

4. 注意事项

（1）面部热敷者，敷后30 min后方能外出，以防受凉。

（2）注意密切观察热敷部位皮肤状况，老幼和危重患者使用时尤须严防烫伤。

（3）热湿敷后，检查患者治疗局部的炎症和疼痛情况。

（4）对有伤口的部位做热敷时，应按无菌操作进行，敷前擦净伤口，敷后按换药法处理伤口。

（四）热水坐浴

1. 目的

镇痛、消肿。常用于肛门手术前后、直肠瘘管及会阴部伤口、炎症等。

2. 用物准备

（1）治疗盘内放水温计、药液（遵医嘱）、毛巾、无菌纱布2块。

（2）坐浴椅、无菌坐浴盆、热水瓶，必要时备屏风、换药用物。

3. 操作步骤

（1）备齐用物携至床边，向患者解释以取得合作。

（2）用屏风遮挡，协助患者先排尿、排便、洗手，置浴盆于坐浴椅上，倒入药液至半满，调节水温至 40 ℃ ~ 45 ℃。

（3）协助患者褪裤至膝盖，暴露患处，嘱患者用纱布蘸溶液试接触皮肤，感觉不烫适应后，臀部坐入水中。腿部用大毛巾遮盖。随时调节水温，防止患者着凉。坐浴时间一般为 15 ~ 20 min。

（4）坐浴完毕，纱布擦干臀部，协助患者穿好衣裤，取舒适卧位，清理用物。

（5）记录药液、时间、效果及患者反应。

4. 注意事项

（1）坐浴过程中，经常询问患者感觉，密切观察患者脉搏及血压，如患者感到头晕、乏力、心慌不适，应停止坐浴，及时处理。

（2）保持室温，随时调节水温，防止受凉。坐浴后 30 min 方可外出。

（3）女性在经期、妊娠后期、产后两周内，或出现阴道出血、盆腔器官急性炎症等症状时，不宜坐浴，以免引起感染。

（五）温水浸泡

1. 目的

消炎、镇痛、清洁消毒创口。用于手、足、前臂、小腿部位的感染早期，使炎症局限；感染晚期伤口破溃结痂的，促进结痂脱落、坏死组织清除。

2. 用物准备

盆内盛 40 ℃ ~ 45 ℃热水（根据医嘱添加药物）半满，纱布 2 块，弯盘内放镊子 1 把，纱布数块，必要时备屏风。

3. 操作步骤

（1）备齐用物携至床边，向患者解释以取得合作。

（2）配制溶液置于浸泡盆内半满，调节水温至 40 ℃ ~ 45 ℃，将待浸泡肢体慢慢放入盆中，用镊子夹取纱布反复清洗创面，浸泡时间 30 min。

（3）浸泡完毕，纱布擦干肢体，有伤口者行外科换药；协助患者躺卧舒适，整理患者床单位，清理用物。

（4）记录温水浸泡部位、时间、效果及患者反应。

4. 注意事项

（1）温水浸泡过程中，及时听取患者的反应，检查患者皮肤颜色，防止烫伤发生。

（2）浸泡过程中，随时检查水温，如需添加热水，应先将肢体移出盆外，以免烫伤。

（3）浸泡有伤口的肢体，需备无菌浸泡盆和浸泡液，并按无菌换药法处理伤口。

第二节 冷疗技术

一、目的

（一）减轻局部出血

冷可使毛细血管收缩，血流减慢，血流量减少，血液的黏稠度增加，有利于血液凝固而控制出血。适用于扁桃体术后、牙科术后、鼻衄、局部软组织扭伤或挫伤48 h内。

（二）减轻组织的肿胀和疼痛

冷可抑制细胞的活动，减慢神经冲动的传导，降低神经末梢的敏感性而减轻疼痛；同时，冷使血管收缩，血管壁的通透性降低，渗出减少，减轻由于组织肿胀压迫神经末梢引起的疼痛。适用于急性损伤初期、牙痛、烧伤等。

（三）控制炎症扩散

冷使局部组织血流减少、温度下降，组织细胞的新陈代谢水平和病原微生物的活力降低，限制炎症扩散。适用于急性炎症早期。

（四）降低体温

冷直接与皮肤接触，通过传导、蒸发等物理作用，使体温降低。适用于高热、中暑患者，也适用于脑外伤、心肺脑复苏患者。

二、影响冷效的因素

（一）冷疗的方法

冷疗方法不同，其冷疗的作用也不同。冷疗方法分为局部用冷和全身用冷，如为了减轻局部充血和出血或制止炎症和化脓，局部置冷即可达到效果；如为高热患者物理降温，则采用全身冷疗法以达到降温目的。

（二）冷疗的面积

冷疗产生的效应与应用面积的大小成正比。冷疗面积越大，冷疗的效应越强；反之，效应就越弱。

（三）冷疗时间

冷疗时间一般为 15 ~ 20 min。冷疗效应在一定的时间内是随着时间的延长而增强的。但冷疗时间过长，则会产生继发效应，抵消生理效应。如局部用冷时间过长，可引起组织营养不良、细胞代谢及生理功能障碍，甚至导致组织细胞死亡。

（四）冷疗的对象

冷疗的对象不同，则冷疗的效果也不同。如中高热患者可用冷降温，麻疹高热患者则不宜用冷降温，对末梢循环不良者忌用冷疗，对老幼患者慎用冷疗。

三、禁忌证

（一）血液循环障碍

冷疗会加重血液循环障碍，导致组织变性坏死。如局部血液循环不良、组织大面积受损、休克、微循环障碍等用冷疗，可加重血液循环障碍，促使组织坏死。

（二）慢性炎症或深部有化脓病灶

冷疗可使局部毛细血管收缩，血流量减少，营养不良，妨碍炎症吸收。

（三）冷疗的禁忌患者

对冷不耐受的患者，如硬皮病、系统性红斑狼疮、脉管炎、糖尿病、麻疹、严重高血压、心脏病、风湿关节炎等患者，用冷可加重病情，甚至引发意外。

感觉缺失、老年人、婴儿、对冷过敏及体质虚弱者应慎用冷疗。

（四）冷疗的禁忌部位

1. 枕后、耳郭、阴囊处用冷易引起冻伤。
2. 心前区用冷易引起反射性心率减慢、心律不齐。
3. 腹部用冷易引起腹痛、腹泻。
4. 足底忌用冷以防反射性末梢血管收缩，影响散热或引起一过性的冠状动脉收缩。

四、 方法

根据冷疗面积及方法的不同，冷疗法可分为局部冷疗法和全身冷疗法两类。局部冷疗法包括冰袋、冰囊、冰帽、冰槽、冷湿敷法和化学制冷袋等；全身冷疗法包括温水擦浴、乙醇擦浴、冷盐水灌肠、静脉输注低温液体等。

（一）冰袋（冰囊）的使用

1. 目的

降低体温，减少出血、消炎，减轻疼痛。

2. 用物准备

冰袋或冰囊、布套、冰块、冷水、木槌、盆、勺、帆布袋、毛巾。

3. 操作步骤

（1）将冰块放入帆布袋内，用木槌敲成核桃大小，放入盆内用冷水冲去棱角。用小勺将冰块装入冰袋至半满，排气，扎紧袋口，擦干，倒提，检查无漏水后装入布套。

（2）备齐用物携至床边，核对患者床号、姓名，向患者解释，以取得合作。

（3）将冰袋放在所需部位，高热病人降温，置冰袋于前额、头顶和体表大血管流经处（颈部、腋下、腹股沟等），扁桃体摘除术后将冰囊置于颈前颌下。

（4）观察降温效果及患者反应，治疗时间不超过 30 min。冷疗完毕，撤掉冰袋，协助患者躺卧舒适，整理床单位，清理用物。

（5）记录冷疗部位、时间、效果及患者的反应。

4. 注意事项

（1）用冷时间不可过长，一般不得超过 30 min。需要反复应用的，中间应休息 60 min。

（2）用冷过程中加强巡视，注意观察患者反应。每 10 min 巡视一次，如患者出现面色苍白、心率改变症状或冷疗部位皮肤颜色青紫、有麻木感时，立即停止用冷。

（3）随时检查冰块融化情况、冰袋的密封性和布套的潮湿度，出现冰块融化、冰袋漏水、布套潮湿等情况时，及时更换。

（4）如行物理降温，用冷 30 min 后测量体温并记录。

（二）冰帽（冰槽）的使用

1. 目的

降低头部温度，防治脑水肿，减轻脑细胞损害。

2. 用物准备

冰帽（冰槽）、帆布袋（木箱）、冰、木槌、盆及冷水、勺、海绵垫 3 块、水桶、肛表，冰槽降温时备不脱脂棉球、凡士林纱布两块、治疗碗。

3. 操作步骤

（1）准备冰帽内的冰块，其方法同"冰袋使用法"。

（2）备齐用物携至床边，核对患者床号、姓名，向患者解释，以取得合作。

（3）患者后颈部和双耳廓用海绵衬垫。用冰槽的患者，在双耳道塞不脱脂棉球，双眼用凡士林纱布覆盖，戴上冰帽，将冰帽（冰槽）的排水管置于水桶内。

（4）观察患者体温、局部皮肤情况、全身反应及病情变化。维持肛温在 33℃ 左右，不宜低于 30 ℃，以防心房、心室纤颤或房室传导阻滞等并发症发生。

（5）记录用冷的时间、效果和患者的反应。

4. 注意事项

（1）用冷过程中加强巡视。每 30 min 测量生命体征一次，维持肛温不低于 30℃。每 10 min 巡视一次，了解患者的全身反应和头部皮肤情况。如患者出现面色苍白，心律失常等症状或耳郭、头皮颜色青紫、有麻木感时，立即停止用冷。

（2）如行物理降温，用冷 30 min 后测量体温并记录。

（三）乙醇擦浴

1. 目的

为高热患者降温。乙醇是一种挥发性液体，擦浴时在皮肤上迅速蒸发，吸收和带走机体大量的热，并刺激皮肤血管扩张，因此散热效果较强。不适用于高热恶寒及对乙醇过敏的患者。

2. 用物准备

25% ~35% 的乙醇 200 ~300 ml，温度 30 ℃，小毛巾（大纱布垫）2 块、大浴巾、热水袋及套、冰袋及套，清洁衣裤、便器及屏风。

3. 操作步骤

（1）备齐用物携至床边，核对患者床号、姓名，向患者解释，以取得合作。关闭门窗，以屏风遮挡，调节室温至 21 ℃ ~24 ℃。

（2）置冰袋于患者头部，热水袋于足底；协助患者脱去上衣，松解腰带。

（3）暴露擦拭部位，将大浴巾垫在擦拭部位下，以浸湿的小毛巾包裹手掌、挤干，边擦边按摩，最后以浴巾擦干。

（4）擦拭顺序：

①双上肢：颈外侧→肩→上臂外侧→前臂外侧→手背；侧胸→腋窝→上臂内侧

→肘窝→前臂内侧→手心；同法擦拭对侧上肢。

②背部：帮助病人侧卧，擦拭颈下肩部→背部→臀部，穿好上衣，脱去裤子。

③双下肢：髋部→大腿外侧→足背；腹股沟→大腿内侧→内踝；臀下沟→下肢后侧→腘窝→足跟；同法擦拭对侧下肢。

每侧肢体、背部各擦拭 3 min，全程擦拭不超过 20 min。

（5）协助患者穿好裤子，并取舒适卧位，撤掉热水袋，整理床单位，清理用物。

（6）记录擦浴时间、效果及患者反应。

4. 注意事项

（1）在擦拭过程中注意观察患者反应，如出现寒战，面色苍白，脉搏、呼吸发生改变等异常情况，应立即停止擦拭，给予处理。擦浴后，注意观察患者的体温及皮肤反应，30 min 后测量体温并记录。

（2）严格掌握用冷时间，全部擦浴时间不超过 20 min，以防产生不良反应。

（3）禁忌擦拭胸前区、腹部、后颈部、足心部等对冷敏感的部位。

（4）血液病病人和新生儿禁用擦浴降温。

（四）温水擦浴

1. 目的

降温。

2. 用物准备

乙醇换成温水，其余同"乙醇擦浴"。

3. 操作步骤

同"乙醇擦浴"。

4. 注意事项

同"乙醇擦浴"。

复习思考题

1. 热疗的禁忌证有哪些？

2. 为什么在给患者进行温水擦浴时头部要置冰袋，足底要置热水袋？

3. 哪些女性患者不宜进行热水坐浴？

第十三章
危重患者抢救技术 DI SHISAN ZHANG

凡属病情严重、随时可能发生生命危险的患者均称为危重患者，如有呼吸困难、气管异物、窒息、大出血、突发昏迷、心搏骤停等症状或情形。危重患者的抢救技术是抢救成功的关键，它直接关系到患者的生命和生存质量。医务人员必须熟练掌握常用的抢救技术，保证抢救工作及时、准确、有效地进行。

第一节　抢救工作的组织管理与抢救设备

一、抢救工作的组织管理

抢救工作的组织管理包括立即指定抢救负责人、组成抢救小组；即刻制定抢救方案；抢救小组既要分工明确，又要密切配合；一切抢救用品，合理放置，保证应急使用；做好抢救记录和交接班工作，保证抢救措施的落实。

二、抢救设备

（一）抢救室
急诊室要有一单独抢救室；病区抢救室宜设置在靠近护士办公室的单独房间内。抢救室要宽敞、明亮、安静、整洁。

（二）抢救床
以能升降的活动床为宜，必要时另备木板一块，供胸外心脏按压时使用。

（三）抢救车
需配备下列物品：

1. 急救药品（表 13 – 1）

表 13 – 1　常用急救药品

类　别	药　物
中枢兴奋药	尼可刹米（可拉明）、山梗菜碱（洛贝林）等
升压药	去甲肾上腺素、盐酸肾上腺素、异丙肾上腺素、间羟胺、多巴胺等
降压药	利血平、肼屈嗪、硫酸镁注射液等
强心剂	去乙酰毛花苷（西地兰）、毒毛旋花子甙 K 等
抗心律失常药	利多卡因、维拉帕米、普鲁卡因胺等
血管扩张药	酚妥拉明、硝普钠、硝酸甘油、氨茶碱等
止血药	卡巴克洛（安特诺新、安络血）、酚磺乙胺（止血敏）、维生素 K_1、氨甲苯酸、垂体后叶素、鱼精蛋白等
止痛镇静药	哌替啶（杜冷丁）、苯巴比妥（鲁米那）、氯丙嗪（冬眠灵）、吗啡等
解毒药	阿托品、解磷定、氯解磷定、亚甲蓝（美蓝）、二巯基丙醇、硫代硫酸钠等
抗过敏药	异丙嗪（非那根）、苯海拉明、扑尔敏、阿司咪唑（息斯敏）
抗惊厥药	地西泮（安定）、异戊巴比妥钠（阿米妥钠）、苯巴比妥钠、硫喷妥钠、苯妥英钠、硫酸镁等
脱水利尿药	20% 甘露醇、25% 山梨醇、呋塞米（速尿）、依他尼酸（利尿酸）等
碱性药	5% 碳酸氢钠、11.2% 乳酸钠
激素类药	氢化可的松、地塞米松、可的松、胰岛素等
其他	生理盐水、各种浓度的葡萄糖溶液、右旋糖酐 40、右旋糖酐 70、复方氯化钠、10% 葡萄糖酸钙、氯化钾、氯化钙、羧甲淀粉等

2. 各种无菌急救包

静脉切开包、气管插管包、气管切开包、开胸包、导尿包、各种穿刺包等。

3. 其他用物

（1）一般用物：治疗盘、血压计、听诊器、手电筒、止血带、夹板、砂轮、宽胶布、火柴、酒精灯、多头电源插座等。

（2）无菌用物：各种注射器及针头、输液器及针头、输血器及针头、开口器、压舌板、舌钳、牙垫、各种型号的医用橡胶手套、各种型号及用途的橡胶或硅胶导管、无菌治疗巾、无菌敷料、皮肤消毒用物等。

（四）急救器械

氧气筒及给氧装置或中心供氧系统、加压给氧设备、电动吸引器或中心负压吸引装置、心电监护仪、电除颤仪、心脏起搏器、简易呼吸器、呼吸机、电动洗胃机等。

第二节　常用抢救技术

常用抢救技术包括心肺脑复苏、氧气吸入疗法、吸痰法、洗胃法以及人工呼吸器的使用。氧气吸入疗法、吸痰法、洗胃法前面已阐述，本节重点讲述心肺脑复苏和人工呼吸器的使用。

一、心肺脑复苏

心肺脑复苏（CPCR）是通过机械、生理和药理学方法使心搏和呼吸停止患者恢复生命体征的急救医疗措施。心搏骤停大多发生在医院外，由目击者立即开始实施复苏救治最理想。越早抢救，复苏成功率越高。因此，加强和提高医护人员心肺复苏技能，并在公众中普及心肺复苏知识，使复苏技术社会化，是提高复苏成功率的关键。

完整的心肺脑复苏包括基础生命支持（BLS）、进一步生命支持（ALS）、延续生命支持（PLS）三部分，心肺脑复苏的成功率与抢救是否及时、有效有关。如果能在心搏骤停后 4 min 内进行复苏，复苏成功率为 60%；8 min 内进行复苏，复苏成功率为 20%；10 min 以上进行复苏，复苏成功率将为 0。因此，将心搏骤停后前 4 min 称为"最宝贵的抢救时间"。

（一）心搏骤停的原因

导致心搏骤停的原因很多，大致可分为两大类：心源性心脏骤停，由心脏本身的病变所致；非心源性心脏骤停，即由心脏以外疾病或因素所致。

1. 心源性心搏骤停

（1）冠状动脉粥样硬化性心脏病：是成人猝死的主要病因，大多数发生在急性症状发作 1 h 内。

（2）心肌病变：急性病毒性心肌炎及原发性心肌病等，也可导致心搏骤停。

（3）其他：主动脉疾病、高血压性心脏病、瓣膜性心脏病、心包压塞等，也可造成心搏骤停。

2. 非心源性心搏骤停

（1）呼吸停止：气道异物、溺水和窒息致气道阻塞，大面积肺梗死、严重颅脑创伤等可致呼吸停止。

（2）各种意外事件：如电击、雷击或溺水。电击、雷击时可因强电流通过心脏而引起心搏骤停。

（3）严重的电解质紊乱与酸碱失衡：严重低血钾、高血钾、高血钠、高血钙均可导致心搏骤停。

（4）药物中毒或过敏：锑剂、洋地黄类、奎尼丁等药物的毒性反应可导致严重心律失常而引起心搏骤停。

（5）麻醉或手术意外：麻醉剂量过大、硬膜外麻醉药物误入蛛网膜下腔、低温麻醉时温度过低、术中大量出血、肌肉松弛剂使用不当等，均可引起心搏骤停。

（6）其他：某些诊断性操作（如血管造影、心导管检查等）和某些疾病（如急性胰腺炎、脑血管病变等）可导致心搏骤停。

（二）心搏骤停的类型

心搏骤停根据心脏活动情况及心电图的表现可分为以下三种类型：

1. 心室颤动（VF）

心室颤动又称室颤，是心室肌发生极不规则的快速而又不协调的颤动，是心搏骤停时最常见的心律失常，占心搏骤停的80%。心电图表现为QRS波群消失，代之以大小不等、形态各异的室颤波，频率为200～400次/分。（图13－1）根据波幅与频率，VF可分为：

①粗颤波，波幅高且频率快，复苏成功率高；

②细颤波，波幅低且频率慢，复苏的可能性小。

室颤多见于心肌梗死早期或严重心肌缺血病人，也见于外科心脏手术后，其复苏成功率高。

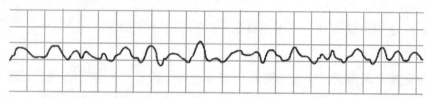

图13－1 心室颤动

2. 心脏停搏

又称心电静止，指心房、心室肌完全失去电活动能力，心房、心室均无收缩活动，呈静止状态。心电图表现为一条直线，无心室波（QRS波群消失），或偶见心房波（P波）。多在心搏骤停3～5 min时出现，复苏成功率较低。多见于麻醉、外科手术及缺氧、酸中毒、休克等。

3. 心电－机械分离（EMD）

又称无脉心电活动，指心肌存在生物电活动，但无有效的心肌收缩。心电图显示为宽大畸形、振幅较低的 QRS 波群（图 13－2），频率为 20～30 次/分。此型多为严重心肌损伤的后果，为死亡率极高的一种心电图表现。

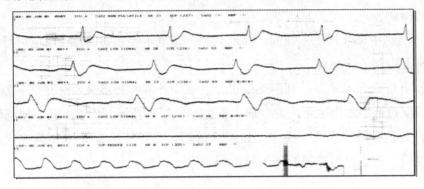

图 13－2　心电－机械分离

（三）心搏骤停的临床表现与诊断

1. 临床表现

（1）突然意识丧失或伴有阵发抽搐：心搏骤停后 3 s 患者出现头晕，心搏骤停后 4 s 患者出现黑蒙，心搏骤停后 5～10 s 患者出现昏厥，心搏骤停后 15～20 s 患者出现昏厥和抽搐。

（2）大动脉搏动消失，脉搏扪不到，测不到血压。

（3）呼吸断续不规则、叹息样，继而停止，面色苍白、口唇青紫。多发生在心搏骤停后 30 s 内。

（4）双侧瞳孔散大、反射消失，多在心搏骤停后 30～60 s 出现，1～2 min 瞳孔固定。

（5）大小便失禁（部分患者出现），多在心搏骤停 60 s 后出现。

2. 诊断

患者突然意识丧失，伴有大动脉（如颈动脉、股动脉）搏动消失，是心搏骤停的主要诊断标准。一旦确诊，应立即进行急救，切勿依靠听诊器反复听心音，更不能等待测血压和心电图检查结果来判断，以免延误抢救时机。大动脉搏动通常检查颈动脉搏动，时间不超过 10 s。

（四）基础生命支持术

基础生命支持（BLS）又称初期复苏或现场心肺复苏，是指在患者发生心搏骤停的现场由最初目击者通过徒手操作，维持人体生命体征最基础的需要。目的是在尽可能短的时间里进行有效的人工循环和人工呼吸，为心、脑等重要脏器提供最低限度的血流灌注和氧供，为进一步复苏创造有利条件。基础生命支持的顺序包括：

心搏骤停的判定、人工循环（circulation，C）、开放气道（airway，A）、人工呼吸（breathing，B）、电除颤（defibrillation）。依据《2010 美国心脏协会心肺复苏及心血管急救指南》及临床工作整合现场心肺复苏的操作流程。

1. 心搏骤停判断并启动急诊医疗服务体系（EMSS）

（1）判断意识：轻摇或轻拍患者的双肩，凑近耳边大声呼叫患者，观察患者有无语音或动作反应。若患者有反应，慢慢睁开眼睛或出现肢体活动等，说明患者意识存在；若患者对刺激无反应，说明患者意识丧失。若为婴儿，可通过掐捏四肢或足跟的疼痛刺激来观察婴儿有无反应。若大声啼哭，说明婴儿意识存在；若无反应，说明婴儿意识丧失。判断意识应在 10 s 以内完成。

（2）判定大动脉搏动：用食指、中指指腹触摸病人喉结，再向旁滑行 2~3 cm，胸锁乳突肌前缘的凹陷处，即可触摸颈动脉有无搏动，同时观察呼吸，如果在 10 s 内没有或无法检查出脉搏，立即开始胸外心脏按压。

（3）启动急诊医疗服务体系：若病人意识丧失同时伴有颈动脉搏动消失，即可判定为心搏骤停，立即开始现场复苏抢救。立即高声呼救，并让人拨打"120"急救电话启动急诊医疗服务体系。

2. 摆放复苏体位

立即使患者仰卧在坚实的平面或硬板上。如患者头向下，应在呼救的同时调整患者体位，应一手托住患者颈部，另一手扶着患者的肩部，沿其躯体纵轴整体地翻转到仰卧位。要保持头、颈、躯干平直，无扭曲，双手放在躯干两侧。头不能高于胸部，应与躯干呈水平位。松解患者衣领及裤带。

3. 胸外心脏按压（circulation，C）

胸外心脏按压又称人工循环，是指通过按压的方式推动血液在血管内流动，使携有新鲜氧气的血液从肺部血管流向心脏，再从心脏流经动脉到全身组织，以维持重要脏器的供血、供氧。

（1）按压部位：在胸骨中下 1/3 交界处即双乳头连线中点。

（2）按压方法：急救者站或跪于病人身旁，将一只手掌根部置于按压部位，另一手掌根部叠放其上，双手指紧扣，手指翘起，不得接触胸壁。按压时，身体前倾，肩、肘、腕于同一轴线上，与病人身体平面垂直，以髋关节为支点，利用上半身重量垂直向下按压，随后放松，使胸廓自行复位，但掌根不能离开胸壁，以确保按压位置准确。按压与放松的时间相等。

（3）按压深度：成年人胸廓下陷 5~6 cm，婴儿和儿童的按压幅度至少为胸部前后径的三分之一（婴幼儿大约为 4 cm，儿童大约为 5 cm）。

（4）按压频率：成年人 100~120 次/分。

（5）按压与呼吸比：成功的胸外心脏按压应同时配合人工呼吸，按压与通气的比例为 30∶2，每 5 组为一周期，时间大致 2 min。

（6）注意事项：①病人体位不正确，未躺在硬的平面上，按压不能产生足够的心排出量。②按压时肘部不能弯曲，双肩位于双手正上方，放松时手掌不离开胸骨的按压部位，以防按压部位不准确，影响按压效果。③按压力量不足，按压深度达不到标准；冲击式按压、猛压，导致肋骨骨折、气胸、血胸或内脏损伤等并发症。④按压期间应密切观察患者反应和面色，评价按压效果。

4. 开放气道（airway，A）

舌后坠和异物阻塞是造成气道梗阻的最常见原因。心搏骤停时，患者全身肌肉松弛，由于头颈部肌肉松弛，可发生舌根后坠，导致气道受阻。另外，患者口腔有呕吐物或其他异物等也可造成呼吸道阻塞。因此，在开放气道的同时应首先清理口腔，将患者头偏向一侧，用手指挖出患者口中异物或呕吐物，有义齿者应取出义齿。开放气道常用方法有仰头举颏法、仰头抬颈法、托下颌法。

（1）仰头举颏法：患者去枕平卧，施救者一手置于病人前额，另一手食指、中指置于患者下颌角，向上抬起下颌，帮助头后仰，使气道开放。（图 13 - 3）

应用此法时要注意：

①避免压迫颏下软组织，以免压迫气道；

②不能过度上举下颌，以免口腔闭合；

③头部后仰的程度为下颌角、耳垂连线与地面垂直为宜。

此法是临床最常用的方法，对于意识丧失、无颈椎损伤者，均可用此法。

（2）仰头抬颈法：患者去枕平卧，施救者一手从颈下托住颈部向上抬，另一手以小鱼际侧下按患者前额，使头后仰，气道开放。（图 13 - 4）颈部损伤或疑有颈部损伤者禁用该方法。

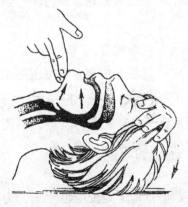

图 13 - 3　仰头举颏法

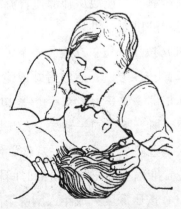

图 13 - 4　仰头抬颈法

（3）托下颌法：患者去枕平卧，施救者位于患者头侧，两肘支撑在患者所躺的地（平）面上，用双手托起患者两侧下颌角，将下颌角向前、向上托起，即可打开气道，同时两拇指可将下唇下拉，而使口腔通畅。（图 13 - 5）此法适合昏迷或无自主呼吸并怀疑颈部有外伤者。

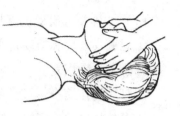

图 13 - 5　托下颌法

5. 人工呼吸（breathing，B）

人工呼吸是用人工手法或机械，借外力推动肺、膈肌或胸廓的活动，使气体被动进入或排出患者肺脏，以保证机体供氧和排出二氧化碳。平静呼气时呼出气体的氧浓度为 16%，二氧化碳浓度为 4%，深吸气后呼出气体的氧浓度为 18%，二氧化碳浓度降至 1%。正确实施人工呼吸，可使患者动脉血氧分压与二氧化碳分压接近正常低值。常用人工呼吸的方法有口对口人工呼吸法、口对鼻人工呼吸法、口对口鼻人工呼吸法。

（1）口对口人工呼吸法：是人工呼吸中最简便、及时、有效的方法。在保持气道开放的同时，施救者一手置于患者前额并捏紧患者鼻孔，另一手抬起患者下颌使头后仰，然后吸一口气，用口唇包住患者口唇，再缓慢将气体吹入，吹气时间 1 s，同时观察患者胸廓起伏。每次吹气后即放松捏鼻的手指，同时将头转向患者胸部，观察患者胸部是否下降，并吸入新鲜空气。每次吹气量为 500～600 ml，吹气频率为 10～12 次/分。

（2）口对鼻人工呼吸法：此法适用于口部外伤、张口困难等不能由口呼吸的患者。在保持气道开放的同时，施救者一手将患者前额后推，另一手将颌部上抬，使口唇闭拢，施救者吸一口气用口唇包住患者鼻孔吹气，吹气后放开患者口唇使气体呼出。其余操作与"口对口人工呼吸"相同。

（3）口对口鼻人工呼吸法：此法适用于婴幼儿。施救者用嘴将患儿的口鼻同时包严后吹气，吹气量以胸廓抬起为宜。其余操作均与"口对口人工呼吸"相同。

（4）人工呼吸注意事项：

①人工呼吸前一定要清除口腔内异物，取出活动义齿，并用纱布或一次性人工呼吸膜盖在患者口鼻处，最好使用面罩或"S"形通气管，效果更好。

②吹气不可太急、太多，胸廓隆起即可。吹气量过大可引起胃胀气。

③如果患者牙关紧闭，行口对鼻人工呼吸时为克服鼻腔的阻力，吹气时用劲要大，时间要长。

6. 基础生命支持的停止或继续

心肺复苏效果的判断要在完成 5 个周期心肺复苏后，用 5 s 检查复苏效果。

（1）心肺复苏有效的指标：

①能触及颈动脉搏动，平均动脉血压在 60 mmHg 以上。

②自主呼吸恢复。

③双侧瞳孔缩小、对光反射恢复。

④面色、口唇、指甲、肤色转红润。

⑤出现无意识的挣扎动作。

（2）停止心肺复苏的条件：

①心肺复苏成功。

②医务人员确认患者已死亡。死亡的指证是：深度昏迷，无意识；无自主呼吸；心肺复苏抢救持续 1 个小时，无心电活动；瞳孔固定散大时间在 30 min 以上。

二、 人工呼吸器的使用

人工呼吸器是进行人工呼吸最有效的方法之一，采用人工或机械装置产生通气，用以代替、控制或改变患者的自主呼吸运动，达到增加通气量、改善换气功能、减轻呼吸肌做功的目的。常用于各种原因所致的呼吸停止或呼吸衰竭的抢救及麻醉期间的呼吸管理。

（一）目的

1. 维持和增加机体通气量。

2. 纠正威胁生命的低氧血症。

（二）人工呼吸器的种类

1. 简易呼吸器

由呼吸囊、呼吸活瓣、面罩及衔接管组成。简易呼吸器是最简单的借助器械加压的人工呼吸装置，在未行气管插管建立紧急人工气道的情况及辅助呼吸机突然出现故障时使用。其操作方法为先清理呼吸道分泌物，使患者头后仰，托起下颌，扣紧面罩，有规律挤压呼吸囊，使气体通过吸气活瓣进入患者肺部，放松时，肺部气体随呼气活瓣排出。一次挤压可有 500～1000 ml 空气进入肺内，挤压频率为 16～20 次/分。

2. 人工呼吸机

应用机械装置建立肺泡与气道通口的压力差，从而产生肺泡通气的动力。当气道通口的压力超过肺泡压时，气体进入肺泡，达到吸气；释去气道通口压力时，肺泡压高于大气压，肺泡气排出体外，则达到呼气。人工呼吸机分定压型、定容型、混合型等。

（三）操作程序

1．检查人工呼吸机性能。

2．调节呼吸机各预置参数，启动机器。

3．根据病情的需要选择与患者气道的连接方式。

4．观察病情及呼吸机运行情况。

5．根据病情需要不断调整各参数。（表 13 - 2）通气量不足，患者可出现烦躁不安、多汗、血压升高、脉搏加速；通气量适宜，患者安静、呼吸合拍、血压、脉搏正常。

表 13 - 2　呼吸机主要参数选择

项　　目	数　　值
呼吸频率（R）	10～16 次/分
通气量（VE）	8～10 L/min
潮气量（Vr）	10～15 ml/kg（范围在 600～800 ml）
吸/呼对比（I/E）	1:1.5～1:2.0
通气压力（EPAP）	0.147～1.96 kPa（一般应小于 2.94 kPa）
呼气末正压（PEEP）	0.49～0.98 kPa（渐增）
供氧浓度（FiO_2）	30%～40%（一般应小于 60%）

6．充分湿化呼吸道、排痰。

7．预防和控制感染。

8．记录呼吸机参数、时间、效果及患者反应。

9．呼吸机的撤离指征：患者神志清楚，呼吸衰竭的原发病因得到有效控制，患者自主呼吸能力强，咳嗽反射良好；FiO_2 <40%；血气分析基本正常；无威胁生命的并发症。

复习思考题

1．心搏骤停的判断标准有哪些？

2．阐述胸外心脏按压的有效指标。

3．李先生，30 岁，因高空作业时不慎坠落，脊柱受损，处于昏迷状态，呼吸衰竭，呼吸机辅助呼吸。请问：呼吸机撤离的指征是什么？

医疗事故处理条例（节选）

第一章　总则

第一条　为了正确处理医疗事故，保护患者和医疗机构及其医务人员的合法权益，维护医疗秩序，保障医疗安全，促进医学科学的发展，制定本条例。

第二条　本条例所称医疗事故，是指医疗机构及其医务人员在医疗活动中，违反医疗卫生管理法律、行政法规、部门规章和诊疗护理规范、常规，过失造成患者人身损害的事故。

第三条　处理医疗事故，应当遵循公开、公平、公正、及时、便民的原则，坚持实事求是的科学态度，做到事实清楚、定性准确、责任明确、处理恰当。

第四条　根据对患者人身造成的损害程度，医疗事故分为四级：

一级医疗事故：造成患者死亡、重度残疾的；

二级医疗事故：造成患者中度残疾、器官组织损伤导致严重功能障碍的；

三级医疗事故：造成患者轻度残疾、器官组织损伤导致一般功能障碍的；

四级医疗事故：造成患者明显人身损害的其他后果的。

具体分级标准由国务院卫生行政部门制定。

第二章　医疗事故的预防与处置

第五条　医疗机构及其医务人员在医疗活动中，必须严格遵守医疗卫生管理法律、行政法规、部门规章和诊疗护理规范、常规，恪守医疗服务职业道德。

第六条　医疗机构应当对其医务人员进行医疗卫生管理法律、行政法规、部门规章和诊疗护理规范、常规的培训和医疗服务职业道德教育。

第七条　医疗机构应当设置医疗服务质量监控部门或者配备专（兼）职人员，具体负责监督本医疗机构的医务人员的医疗服务工作，检查医务人员执业情况，接受患者对医疗服务的投诉，向其提供咨询服务。

第八条　医疗机构应当按照国务院卫生行政部门规定的要求，书写并妥善保管病历资料。

因抢救急危患者，未能及时书写病历的，有关医务人员应当在抢救结束后6小时内据实补记，并加以注明。

第九条 严禁涂改、伪造、隐匿、销毁或者抢夺病历资料。

第十条 患者有权复印或者复制其门诊病历、住院志、体温单、医嘱单、化验单（检验报告）、医学影像检查资料、特殊检查同意书、手术同意书、手术及麻醉记录单、病理资料、护理记录以及国务院卫生行政部门规定的其他病历资料。

患者依照前款规定要求复印或者复制病历资料的，医疗机构应当提供复印或者复制服务并在复印或者复制的病历资料上加盖证明印记。复印或者复制病历资料时，应当有患者在场。

医疗机构应患者的要求，为其复印或者复制病历资料，可以按照规定收取工本费。具体收费标准由省、自治区、直辖市人民政府价格主管部门会同同级卫生行政部门规定。

第十一条 在医疗活动中，医疗机构及其医务人员应当将患者的病情、医疗措施、医疗风险等如实告知患者，及时解答其咨询；但是，应当避免对患者产生不利后果。

第十二条 医疗机构应当制定防范、处理医疗事故的预案，预防医疗事故的发生，减轻医疗事故的损害。

第十三条 医务人员在医疗活动中发生或者发现医疗事故、可能引起医疗事故的医疗过失行为或者发生医疗事故争议的，应当立即向所在科室负责人报告，科室负责人应当及时向本医疗机构负责医疗服务质量监控的部门或者专（兼）职人员报告；负责医疗服务质量监控的部门或者专（兼）职人员接到报告后，应当立即进行调查、核实，将有关情况如实向本医疗机构的负责人报告，并向患者通报、解释。

第十四条 发生医疗事故的，医疗机构应当按照规定向所在地卫生行政部门报告。

发生下列重大医疗过失行为的，医疗机构应当在12小时内向所在地卫生行政部门报告：

（一）导致患者死亡或者可能为二级以上的医疗事故；

（二）导致3人以上人身损害后果；

（三）国务院卫生行政部门和省、自治区、直辖市人民政府卫生行政部门规定的其他情形。

第十五条 发生或者发现医疗过失行为，医疗机构及其医务人员应当立即采取有效措施，避免或者减轻对患者身体健康的损害，防止损害扩大。

第十六条 发生医疗事故争议时，死亡病例讨论记录、疑难病例讨论记录、上级医师查房记录、会诊意见、病程记录应当在医患双方在场的情况下封存和启封。封存的病历资料可以是复印件，由医疗机构保管。

第十七条 疑似输液、输血、注射、药物等引起不良后果的，医患双方应当共同对现场实物进行封存和启封，封存的现场实物由医疗机构保管；需要检验的，应当由双方共同指定的、依法具有检验资格的检验机构进行检验；双方无法共同指定时，由卫生行政部门指定。

疑似输血引起不良后果，需要对血液进行封存保留的，医疗机构应当通知提供该血液的采供血机构派员到场。

第十八条 患者死亡，医患双方当事人不能确定死因或者对死因有异议的，应当在患者死亡后48小时内进行尸检；具备尸体冻存条件的，可以延长至7日。尸检应当经死者近亲属同意并签字。

尸检应当由按照国家有关规定取得相应资格的机构和病理解剖专业技术人员进行。承担尸检任务的机构和病理解剖专业技术人员有进行尸检的义务。

医疗事故争议双方当事人可以请法医病理学人员参加尸检，也可以委派代表观察尸检过程。拒绝或者拖延尸检，超过规定时间，影响对死因判定的，由拒绝或者拖延的一方承担责任。

第十九条 患者在医疗机构内死亡的，尸体应当立即移放太平间。死者尸体存放时间一般不得超过2周。逾期不处理的尸体，经医疗机构所在地卫生行政部门批准，并报经同级公安部门备案后，由医疗机构按照规定进行处理。

第三章 医疗事故的技术鉴定

第二十条 卫生行政部门接到医疗机构关于重大医疗过失行为的报告或者医疗事故争议当事人要求处理医疗事故争议的申请后，对需要进行医疗事故技术鉴定的，应当交由负责医疗事故技术鉴定工作的医学会组织鉴定；医患双方协商解决医疗事故争议，需要进行医疗事故技术鉴定的，由双方当事人共同委托负责医疗事故技术鉴定工作的医学会组织鉴定。

第二十二条 当事人对首次医疗事故技术鉴定结论不服的，可以自收到首次鉴定结论之日起15日内向医疗机构所在地卫生行政部门提出再次鉴定的申请。

第二十四条 医疗事故技术鉴定，由负责组织医疗事故技术鉴定工作的医学会组织专家鉴定组进行。

参加医疗事故技术鉴定的相关专业的专家，由医患双方在医学会主持下从专家库中随机抽取。在特殊情况下，医学会根据医疗事故技术鉴定工作的需要，可以组织医患双方在其他医学会建立的专家库中随机抽取相关专业的专家参加鉴定或者函件咨询。

符合本条例第二十三条规定条件的医疗卫生专业技术人员和法医有义务受聘进入专家库，并承担医疗事故技术鉴定工作。

第二十八条 负责组织医疗事故技术鉴定工作的医学会应当自受理医疗事故技术鉴定之日起5日内通知医疗事故争议双方当事人提交进行医疗事故技术鉴定所需的材料。

当事人应当自收到医学会的通知之日起10日内提交有关医疗事故技术鉴定的材料、书面陈述及答辩。医疗机构提交的有关医疗事故技术鉴定的材料应当包括下列内容：

（一）住院患者的病程记录、死亡病例讨论记录、疑难病例讨论记录、会诊意见、上级医师查房记录等病历资料原件；

（二）住院患者的住院志、体温单、医嘱单、化验单（检验报告）、医学影像检查资料、特殊检查同意书、手术同意书、手术及麻醉记录单、病理资料、护理记录等病历资料原件；

（三）抢救急危患者，在规定时间内补记的病历资料原件；

（四）封存保留的输液、注射用物品和血液、药物等实物，或者依法具有检验资格的检验机构对这些物品、实物作出的检验报告；

（五）与医疗事故技术鉴定有关的其他材料。

在医疗机构建有病历档案的门诊、急诊患者，其病历资料由医疗机构提供；没有在医疗机构建立病历档案的，由患者提供。

医患双方应当依照本条例的规定提交相关材料。医疗机构无正当理由未依照本条例的规定如实提供相关材料，导致医疗事故技术鉴定不能进行的，应当承担责任。

第二十九条 负责组织医疗事故技术鉴定工作的医学会应当自接到当事人提交的有关医疗事故技术鉴定的材料、书面陈述及答辩之日起45日内组织鉴定并出具医疗事故技术鉴定书。

负责组织医疗事故技术鉴定工作的医学会可以向双方当事人调查取证。

第三十一条 专家鉴定组应当在事实清楚、证据确凿的基础上，综合分析患者的病情和个体差异，作出鉴定结论，并制作医疗事故技术鉴定书。鉴定结论以专家鉴定组成员的过半数通过。鉴定过程应当如实记载。

医疗事故技术鉴定书应当包括下列主要内容：

（一）双方当事人的基本情况及要求；

（二）当事人提交的材料和负责组织医疗事故技术鉴定工作的医学会的调查材料；

（三）对鉴定过程的说明；

（四）医疗行为是否违反医疗卫生管理法律、行政法规、部门规章和诊疗护理规范、常规；

（五）医疗过失行为与人身损害后果之间是否存在因果关系；

（六）医疗过失行为在医疗事故损害后果中的责任程度；

（七）医疗事故等级；

（八）对医疗事故患者的医疗护理医学建议。

第三十三条 有下列情形之一的，不属于医疗事故：

（一）在紧急情况下为抢救垂危患者生命而采取紧急医学措施造成不良后果的；

（二）在医疗活动中由于患者病情异常或者患者体质特殊而发生医疗意外的；

（三）在现有医学科学技术条件下，发生无法预料或者不能防范的不良后果的；

（四）无过错输血感染造成不良后果的；

（五）因患方原因延误诊疗导致不良后果的；

（六）因不可抗力造成不良后果的。

第四章　医疗事故的行政处理与监督

第三十五条 卫生行政部门应当依照本条例和有关法律、行政法规、部门规章的规定，对发生医疗事故的医疗机构和医务人员作出行政处理。

第三十七条 发生医疗事故争议，当事人申请卫生行政部门处理的，应当提出书面申请。申请书应当载明申请人的基本情况、有关事实、具体请求及理由等。

当事人自知道或者应当知道其身体健康受到损害之日起 1 年内，可以向卫生行政部门提出医疗事故争议处理申请。

第三十八条 发生医疗事故争议，当事人申请卫生行政部门处理的，由医疗机构所在地的县级人民政府卫生行政部门受理。医疗机构所在地是直辖市的，由医疗机构所在地的区、县人民政府卫生行政部门受理。

有下列情形之一的，县级人民政府卫生行政部门应当自接到医疗机构的报告或者当事人提出医疗事故争议处理申请之日起 7 日内移送上一级人民政府卫生行政部门处理：

（一）患者死亡；

（二）可能为二级以上的医疗事故；

（三）国务院卫生行政部门和省、自治区、直辖市人民政府卫生行政部门规定的其他情形。

第四十三条 医疗事故争议由双方当事人自行协商解决的，医疗机构应当自协商解决之日起 7 日内向所在地卫生行政部门作出书面报告，并附具协议书。

第四十四条 医疗事故争议经人民法院调解或者判决解决的，医疗机构应当自收到生效的人民法院的调解书或者判决书之日起 7 日内向所在地卫生行政部门作出书面报告，并附具调解书或者判决书。

第五章 医疗事故的赔偿

第四十六条 发生医疗事故的赔偿等民事责任争议，医患双方可以协商解决；不愿意协商或者协商不成的，当事人可以向卫生行政部门提出调解申请，也可以直接向人民法院提起民事诉讼。

第四十七条 双方当事人协商解决医疗事故的赔偿等民事责任争议的，应当制作协议书。协议书应当载明双方当事人的基本情况和医疗事故的原因、双方当事人共同认定的医疗事故等级以及协商确定的赔偿数额等，并由双方当事人在协议书上签名。

第四十八条 已确定为医疗事故的，卫生行政部门应医疗事故争议双方当事人请求，可以进行医疗事故赔偿调解。调解时，应当遵循当事人双方自愿原则，并应当依据本条例的规定计算赔偿数额。

经调解，双方当事人就赔偿数额达成协议的，制作调解书，双方当事人应当履行；调解不成或者经调解达成协议后一方反悔的，卫生行政部门不再调解。

第四十九条 医疗事故赔偿，应当考虑下列因素，确定具体赔偿数额：

（一）医疗事故等级；

（二）医疗过失行为在医疗事故损害后果中的责任程度；

（三）医疗事故损害后果与患者原有疾病状况之间的关系。

不属于医疗事故的，医疗机构不承担赔偿责任。

第五十条 医疗事故赔偿，按照下列项目和标准计算：

（一）医疗费：按照医疗事故对患者造成的人身损害进行治疗所发生的医疗费用计算，凭据支付，但不包括原发病医疗费用。结案后确实需要继续治疗的，按照基本医疗费用支付。

（二）误工费：患者有固定收入的，按照本人因误工减少的固定收入计算，对收入高于医疗事故发生地上一年度职工年平均工资 3 倍以上的，按照 3 倍计算；无固定收入的，按照医疗事故发生地上一年度职工年平均工资计算。

（三）住院伙食补助费：按照医疗事故发生地国家机关一般工作人员的出差伙食补助标准计算。

（四）陪护费：患者住院期间需要专人陪护的，按照医疗事故发生地上一年度职工年平均工资计算。

（五）残疾生活补助费：根据伤残等级，按照医疗事故发生地居民年平均生活费计算，自定残之月起最长赔偿 30 年；但是，60 周岁以上的，不超过 15 年；70

周岁以上的，不超过 5 年。

（六）残疾用具费：因残疾需要配置补偿功能器具的，凭医疗机构证明，按照普及型器具的费用计算。

（七）丧葬费：按照医疗事故发生地规定的丧葬费补助标准计算。

（八）被扶养人生活费：以死者生前或者残疾者丧失劳动能力前实际扶养且没有劳动能力的人为限，按照其户籍所在地或者居所地居民最低生活保障标准计算。对不满 16 周岁的，扶养到 16 周岁。对年满 16 周岁但无劳动能力的，扶养 20 年；但是，60 周岁以上的，不超过 15 年；70 周岁以上的，不超过 5 年。

（九）交通费：按照患者实际必需的交通费用计算，凭据支付。

（十）住宿费：按照医疗事故发生地国家机关一般工作人员的出差住宿补助标准计算，凭据支付。

（十一）精神损害抚慰金：按照医疗事故发生地居民年平均生活费计算。造成患者死亡的，赔偿年限最长不超过 6 年；造成患者残疾的，赔偿年限最长不超过 3 年。

第五十一条 参加医疗事故处理的患者近亲属所需交通费、误工费、住宿费，参照本条例第五十条的有关规定计算，计算费用的人数不超过 2 人。

医疗事故造成患者死亡的，参加丧葬活动的患者的配偶和直系亲属所需交通费、误工费、住宿费，参照本条例第五十条的有关规定计算，计算费用的人数不超过 2 人。

第五十二条 医疗事故赔偿费用，实行一次性结算，由承担医疗事故责任的医疗机构支付。

第六章　罚则

第五十六条 医疗机构违反本条例的规定，有下列情形之一的，由卫生行政部门责令改正；情节严重的，对负有责任的主管人员和其他直接责任人员依法给予行政处分或者纪律处分：

（一）未如实告知患者病情、医疗措施和医疗风险的；

（二）没有正当理由，拒绝为患者提供复印或者复制病历资料服务的；

（三）未按照国务院卫生行政部门规定的要求书写和妥善保管病历资料的；

（四）未在规定时间内补记抢救工作病历内容的；

（五）未按照本条例的规定封存、保管和启封病历资料和实物的；

（六）未设置医疗服务质量监控部门或者配备专（兼）职人员的；

（七）未制定有关医疗事故防范和处理预案的；

（八）未在规定时间内向卫生行政部门报告重大医疗过失行为的；

（九）未按照本条例的规定向卫生行政部门报告医疗事故的；

（十）未按照规定进行尸检和保存、处理尸体的。

第五十九条 以医疗事故为由，寻衅滋事、抢夺病历资料，扰乱医疗机构正常医疗秩序和医疗事故技术鉴定工作，依照刑法关于扰乱社会秩序罪的规定，依法追究刑事责任；尚不够刑事处罚的，依法给予治安管理处罚。

第七章 附则

第六十一条 非法行医，造成患者人身损害，不属于医疗事故，触犯刑律的，依法追究刑事责任；有关赔偿，由受害人直接向人民法院提起诉讼。

第六十二条 军队医疗机构的医疗事故处理办法，由中国人民解放军卫生主管部门会同国务院卫生行政部门依据本条例制定。

第六十三条 本条例自 2002 年 9 月 1 日起施行。1987 年 6 月 29 日国务院发布的《医疗事故处理办法》同时废止。本条例施行前已经处理结案的医疗事故争议，不再重新处理。

中华人民共和国传染病防治法(节选)

第一章 总则

第一条 为了预防、控制和消除传染病的发生与流行，保障人体健康和公共卫生，制定本法。

第二条 国家对传染病防治实行预防为主的方针，防治结合、分类管理、依靠科学、依靠群众。

第三条 本法规定的传染病分为甲类、乙类和丙类。

甲类传染病是指：鼠疫、霍乱。

乙类传染病是指：传染性非典型肺炎、新型冠状病毒肺炎、艾滋病、病毒性肝炎、脊髓灰质炎、人感染高致病性禽流感、麻疹、流行性出血热、狂犬病、流行性乙型脑炎、登革热、炭疽、细菌性和阿米巴性痢疾、肺结核、伤寒和副伤寒、流行性脑脊髓膜炎、百日咳、白喉、新生儿破伤风、猩红热、布鲁氏菌病、淋病、梅毒、钩端螺旋体病、血吸虫病、疟疾、人感染 H7N9 禽流感。

丙类传染病是指：流行性感冒、流行性腮腺炎、风疹、急性出血性结膜炎、麻风病、流行性和地方性斑疹伤寒、黑热病、包虫病、丝虫病，除霍乱、细菌性和阿米巴性痢疾、伤寒和副伤寒以外的感染性腹泻病、手足口病。

国务院卫生行政部门根据传染病暴发、流行情况和危害程度，可以决定增加、减少或者调整乙类、丙类传染病病种并予以公布。

第四条 对乙类传染病中传染性非典型肺炎、炭疽中的肺炭疽和人感染高致病性禽流感，采取本法所称甲类传染病的预防、控制措施。其他乙类传染病和突发原因不明的传染病需要采取本法所称甲类传染病的预防、控制措施的，由国务院卫生行政部门及时报经国务院批准后予以公布、实施。

需要解除依照前款规定采取的甲类传染病预防、控制措施的，由国务院卫生行政部门报经国务院批准后予以公布。

省、自治区、直辖市人民政府对本行政区域内常见、多发的其他地方性传染病，可以根据情况决定按照乙类或者丙类传染病管理并予以公布，报国务院卫生行政部门备案。

第五条 各级人民政府领导传染病防治工作。

县级以上人民政府制定传染病防治规划并组织实施，建立健全传染病防治的疾病预防控制、医疗救治和监督管理体系。

第六条 国务院卫生行政部门主管全国传染病防治及其监督管理工作。县级以上地方人民政府卫生行政部门负责本行政区域内的传染病防治及其监督管理工作。

县级以上人民政府其他部门在各自的职责范围内负责传染病防治工作。

军队的传染病防治工作，依照本法和国家有关规定办理，由中国人民解放军卫生主管部门实施监督管理。

第七条 各级疾病预防控制机构承担传染病监测、预测、流行病学调查、疫情报告以及其他预防、控制工作。

医疗机构承担与医疗救治有关的传染病防治工作和责任区域内的传染病预防工作。城市社区和农村基层医疗机构在疾病预防控制机构的指导下，承担城市社区、农村基层相应的传染病防治工作。

第八条 国家发展现代医学和中医药等传统医学，支持和鼓励开展传染病防治的科学研究，提高传染病防治的科学技术水平。

国家支持和鼓励开展传染病防治的国际合作。

第九条 国家支持和鼓励单位和个人参与传染病防治工作。各级人民政府应当完善有关制度，方便单位和个人参与防治传染病的宣传教育、疫情报告、志愿服务和捐赠活动。

居民委员会、村民委员会应当组织居民、村民参与社区、农村的传染病预防与控制活动。

第十条 国家开展预防传染病的健康教育。新闻媒体应当无偿开展传染病防治和公共卫生教育的公益宣传。

各级各类学校应当对学生进行健康知识和传染病预防知识的教育。

医学院校应当加强预防医学教育和科学研究，对在校学生以及其他与传染病防治相关人员进行预防医学教育和培训，为传染病防治工作提供技术支持。

疾病预防控制机构、医疗机构应当定期对其工作人员进行传染病防治知识、技能的培训。

第十一条 对在传染病防治工作中做出显著成绩和贡献的单位和个人，给予表彰和奖励。

对因参与传染病防治工作致病、致残、死亡的人员，按照有关规定给予补助、抚恤。

第十二条 在中华人民共和国领域内的一切单位和个人，必须接受疾病预防控制机构、医疗机构有关传染病的调查、检验、采集样本、隔离治疗等预防、控制措施，如实提供有关情况。疾病预防控制机构、医疗机构不得泄露涉及个人隐私的有关信息、资料。

卫生行政部门以及其他有关部门、疾病预防控制机构和医疗机构因违法实施行政管理或者预防、控制措施，侵犯单位和个人合法权益的，有关单位和个人可以依法申请行政复议或者提起诉讼。

第二章 传染病预防

第十三条 各级人民政府组织开展群众性卫生活动，进行预防传染病的健康教育，倡导文明健康的生活方式，提高公众对传染病的防治意识和应对能力，加强环境卫生建设，消除鼠害和蚊、蝇等病媒生物的危害。

各级人民政府农业、水利、林业行政部门按照职责分工负责指导和组织消除农田、湖区、河流、牧场、林区的鼠害与血吸虫危害，以及其他传播传染病的动物和病媒生物的危害。

铁路、交通、民用航空行政部门负责组织消除交通工具以及相关场所的鼠害和蚊、蝇等病媒生物的危害。

第十四条 地方各级人民政府应当有计划地建设和改造公共卫生设施，改善饮用水卫生条件，对污水、污物、粪便进行无害化处置。

第十五条 国家实行有计划的预防接种制度。国务院卫生行政部门和省、自治区、直辖市人民政府卫生行政部门，根据传染病预防、控制的需要，制定传染病预防接种规划并组织实施。用于预防接种的疫苗必须符合国家质量标准。

国家对儿童实行预防接种证制度。国家免疫规划项目的预防接种实行免费。医疗机构、疾病预防控制机构与儿童的监护人应当相互配合，保证儿童及时接受预防接种。具体办法由国务院制定。

第十六条 国家和社会应当关心、帮助传染病病人、病原携带者和疑似传染病病人，使其得到及时救治。任何单位和个人不得歧视传染病病人、病原携带者和疑似传染病病人。

传染病病人、病原携带者和疑似传染病病人，在治愈前或者在排除传染病嫌疑前，不得从事法律、行政法规和国务院卫生行政部门规定禁止从事的易使该传染病扩散的工作。

第十八条 各级疾病预防控制机构在传染病预防控制中履行下列职责：

（一）实施传染病预防控制规划、计划和方案；

（二）收集、分析和报告传染病监测信息，预测传染病的发生、流行趋势；

（三）开展对传染病疫情和突发公共卫生事件的流行病学调查、现场处理及其效果评价；

（四）开展传染病实验室检测、诊断、病原学鉴定；

（五）实施免疫规划，负责预防性生物制品的使用管理；

（六）开展健康教育、咨询，普及传染病防治知识；

（七）指导、培训下级疾病预防控制机构及其工作人员开展传染病监测工作；

（八）开展传染病防治应用性研究和卫生评价，提供技术咨询。

国家、省级疾病预防控制机构负责对传染病发生、流行以及分布进行监测，对重大传染病流行趋势进行预测，提出预防控制对策，参与并指导对暴发的疫情进行调查处理，开展传染病病原学鉴定，建立检测质量控制体系，开展应用性研究和卫生评价。

设区的市和县级疾病预防控制机构负责传染病预防控制规划、方案的落实，组织实施免疫、消毒、控制病媒生物的危害，普及传染病防治知识，负责本地区疫情和突发公共卫生事件监测、报告，开展流行病学调查和常见病原微生物检测。

第十九条 国家建立传染病预警制度。

国务院卫生行政部门和省、自治区、直辖市人民政府根据传染病发生、流行趋势的预测，及时发出传染病预警，根据情况予以公布。

第二十三条 采供血机构、生物制品生产单位必须严格执行国家有关规定，保证血液、血液制品的质量。禁止非法采集血液或者组织他人出卖血液。

疾病预防控制机构、医疗机构使用血液和血液制品，必须遵守国家有关规定，防止因输入血液、使用血液制品引起经血液传播疾病的发生。

第二十四条 各级人民政府应当加强艾滋病的防治工作，采取预防、控制措施，防止艾滋病的传播。具体办法由国务院制定。

第三章 疫情报告、通报和公布

第三十条 疾病预防控制机构、医疗机构和采供血机构及其执行职务的人员发现本法规定的传染病疫情或者发现其他传染病暴发、流行以及突发原因不明的传染病时，应当遵循疫情报告属地管理原则，按照国务院规定的或者国务院卫生行政门规定的内容、程序、方式和时限报告。

军队医疗机构向社会公众提供医疗服务，发现前款规定的传染病疫情时，应当按照国务院卫生行政部门的规定报告。

第三十一条 任何单位和个人发现传染病病人或者疑似传染病病人时，应当及时向附近的疾病预防控制机构或者医疗机构报告。

第三十二条 港口、机场、铁路疾病预防控制机构以及国境卫生检疫机关发现甲类传染病病人、病原携带者、疑似传染病病人时，应当按照国家有关规定立即向国境口岸所在地的疾病预防控制机构或者所在地县级以上地方人民政府卫生行政部门报告并互相通报。

第三十七条 依照本法的规定负有传染病疫情报告职责的人民政府有关部门、疾病预防控制机构、医疗机构、采供血机构及其工作人员，不得隐瞒、谎报、缓报传染病疫情。

第三十八条 国家建立传染病疫情信息公布制度。

国务院卫生行政部门定期公布全国传染病疫情信息。省、自治区、直辖市人民政府卫生行政部门定期公布本行政区域的传染病疫情信息。

传染病暴发、流行时，国务院卫生行政部门负责向社会公布传染病疫情信息，并可以授权省、自治区、直辖市人民政府卫生行政部门向社会公布本行政区域的传染病疫情信息。

公布传染病疫情信息应当及时、准确。

第四章　疫情控制

第三十九条 医疗机构发现甲类传染病时，应当及时采取下列措施：

（一）对病人、病原携带者，予以隔离治疗，隔离期限根据医学检查结果确定；

（二）对疑似病人，确诊前在指定场所单独隔离治疗；

（三）对医疗机构内的病人、病原携带者、疑似病人的密切接触者，在指定场所进行医学观察和采取其他必要的预防措施。

拒绝隔离治疗或者隔离期未满擅自脱离隔离治疗的，可以由公安机关协助医疗机构采取强制隔离治疗措施。

医疗机构发现乙类或者丙类传染病病人，应当根据病情采取必要的治疗和控制传播措施。

医疗机构对本单位内被传染病病原体污染的场所、物品以及医疗废物，必须依照法律、法规的规定实施消毒和无害化处置。

第八章　法律责任

第六十五条 地方各级人民政府未依照本法的规定履行报告职责，或者隐瞒、谎报、缓报传染病疫情，或者在传染病暴发、流行时，未及时组织救治、采取控制措施的，由上级人民政府责令改正，通报批评；造成传染病传播、流行或者其他严重后果的，对负有责任的主管人员，依法给予行政处分；构成犯罪的，依法追究刑事责任。

第六十九条 医疗机构违反本法规定，有下列情形之一的，由县级以上人民政府卫生行政部门责令改正，通报批评，给予警告；造成传染病传播、流行或者其他严重后果的，对负有责任的主管人员和其他直接责任人员，依法给予降级、撤职、开除的处分，并可以依法吊销有关责任人员的执业证书；构成犯罪的，依法追究刑事责任：

（一）未按照规定承担本单位的传染病预防、控制工作、医院感染控制任务和责任区域内的传染病预防工作的；

（二）未按照规定报告传染病疫情，或者隐瞒、谎报、缓报传染病疫情的；

（三）发现传染病疫情时，未按照规定对传染病病人、疑似传染病病人提供医疗救护、现场救援、接诊、转诊的，或者拒绝接受转诊的；

（四）未按照规定对本单位内被传染病病原体污染的场所、物品以及医疗废物实施消毒或者无害化处置的；

（五）未按照规定对医疗器械进行消毒，或者对按照规定一次使用的医疗器具未予销毁，再次使用的；

（六）在医疗救治过程中未按照规定保管医学记录资料的；

（七）故意泄露传染病病人、病原携带者、疑似传染病病人、密切接触者涉及个人隐私的有关信息、资料的。

第七十条 采供血机构未按照规定报告传染病疫情，或者隐瞒、谎报、缓报传染病疫情，或者未执行国家有关规定，导致因输入血液引起经血液传播疾病发生的，由县级以上人民政府卫生行政部门责令改正，通报批评，给予警告；造成传染病传播、流行或者其他严重后果的，对负有责任的主管人员和其他直接责任人员，依法给予降级、撤职、开除的处分，并可以依法吊销采供血机构的执业许可证；构成犯罪的，依法追究刑事责任。

非法采集血液或者组织他人出卖血液的，由县级以上人民政府卫生行政部门予以取缔，没收违法所得，可以并处十万元以下的罚款；构成犯罪的，依法追究刑事责任。

第九章 附则

第七十八条 本法中下列用语的含义：

（一）传染病病人、疑似传染病病人：指根据国务院卫生行政部门发布的《中华人民共和国传染病防治法规定管理的传染病诊断标准》，符合传染病病人和疑似传染病病人诊断标准的人。

（二）病原携带者：指感染病原体无临床症状但能排出病原体的人。

（三）流行病学调查：指对人群中疾病或者健康状况的分布及其决定因素进行调查研究，提出疾病预防控制措施及保健对策。

（四）疫点：指病原体从传染源向周围播散的范围较小或者单个疫源地。

（五）疫区：指传染病在人群中暴发、流行，其病原体向周围播散时所能波及的地区。

（六）人畜共患传染病：指人与脊椎动物共同罹患的传染病，如鼠疫、狂犬病、血吸虫病等。

（七）自然疫源地：指某些可引起人类传染病的病原体在自然界的野生动物中长期存在和循环的地区。

（八）病媒生物：指能够将病原体从人或者其他动物传播给人的生物，如蚊、蝇、蚤类等。

（九）医源性感染：指在医学服务中，因病原体传播引起的感染。

（十）医院感染：指住院病人在医院内获得的感染，包括在住院期间发生的感染和在医院内获得出院后发生的感染，但不包括入院前已开始或者入院时已处于潜伏期的感染。医院工作人员在医院内获得的感染也属医院感染。

（十一）实验室感染：指从事实验室工作时，因接触病原体所致的感染。

（十二）菌种、毒种：指可能引起本法规定的传染病发生的细菌菌种、病毒毒种。

（十三）消毒：指用化学、物理、生物的方法杀灭或者消除环境中的病原微生物。

（十四）疾病预防控制机构：指从事疾病预防控制活动的疾病预防控制中心以及与上述机构业务活动相同的单位。

（十五）医疗机构：指按照《医疗机构管理条例》取得医疗机构执业许可证，从事疾病诊断、治疗活动的机构。

第八十条 本法自 2013 年 6 月 29 日起施行。

1. 章晓幸,邢爱红. 基本护理技术:第 2 版[M]. 北京:高等教育出版社,2018.

2. 李小寒,尚少梅. 基础护理学:第 6 版[M]. 北京:人民卫生出版社,2017.

3. 张波,桂莉. 急危重症护理学:第 4 版[M]. 北京:人民卫生出版社,2017.

4. 陈香娟,曾晓英. 护理学导论:第 2 版[M]. 北京:人民卫生出版社,2014.

5. 李晓松. 护理学导论:第 3 版[M]. 北京:人民卫生出版社,2014.

6. 赵丽洁,但琼,袁迎春. 急危重症护理[M]. 武汉:华中科技大学出版社,2018.

7. 高占玲,朱春风. 基础护理技术[M]. 济南:山东人民出版社,2016.

8. 周春美,张连辉. 基础护理学:第 3 版[M]. 北京:人民卫生出版社,2014.

9. 李丽娟,邢爱红. 护理学导论[M]. 北京:高等教育出版社,2015.

10. 张少羽. 基础护理技术:第 2 版[M]. 北京:人民卫生出版社,2014.